医事启源
医家千字文

著者————

今邨亮祗卿

惟宗时俊

皇汉医学系列丛书

主编 刘 星

山西出版传媒集团

山西科学技术出版社

《皇汉医学系列丛书》
编辑委员会名单

总　序

中医学历史悠久，源远流长，影响深远，最有代表性的是对日本的影响。

日本把中医叫作汉医，日本研究中国医学的学者，更是称中医学为皇汉医学。

日本自隋唐与中国相通以来，所习之医皆神农以来之学说。因《内经》《难经》之书名，始见于《汉书·艺文志》，而张仲景又为汉代人，中医界十分重视《伤寒论》一书，所以称中医为汉医。千百年来，日本汉医名家林立，著作之可传者指不胜屈，而所藏中国医书之佚本、绝本尤多（萧龙友语）。

20世纪初，西医东渐，对中医的发展造成一定的威胁。在日本，汉医同样受到了冷落。但是，日本学者很快就发现，西医之治疗有时收效尚不如汉医之捷而灵、稳而当。于是，倡导皇汉医学者遵承丹波元坚等名家所辑之书、所习之学，立社演讲，从而光大之，而这些著作也随即风行一时。世界书局根据这一情况，邀请陈存仁先生编辑《皇汉医学丛书》。陈存仁先生经过数年努力，从在日本搜集到的数百种中医著作中，选择最有价值的书籍，编辑为《皇汉医学丛书》。其中包括总类8种，有《内经》《难经》等医经注释及考证、传略、目录等著作；内科学19种，主要为《伤寒论》《金匮要略》《温病条辨》等典籍文献的研究、注解；外科学1种；女科学3种；儿科学3种；眼科学1种；花柳科学（性传播疾病）1种；针灸学4种；治疗学1种；诊断学1种；方剂学10种，含名方、验方、家藏方、方剂词典、古方分量考等内容；医案医话类11种；药物学8种；论文集1种，汇集了20世纪初日本汉医研究的精华。有些文献内容在国内已经失传，日本反而保存无恙，如接骨学，国内医籍仅见于《证治准绳》《医宗金鉴》中，日本却有其专辑，并附有图谱，手术姿势无不详备，接骨的方药也为不经见之家传方剂。又如，腹诊之术，国内已完全失传，而日本汉医书籍中有之；生产、手术、探宫、通溺，日本也能祖述中医之方法；眼科则打破五轮八廓之妄，针灸科则改定经穴取七十穴而活用之（陈存仁语）。编辑这套丛书的目的，"其意不独欲介绍日本之新旧学说，且将使读者对比互勘，于医学有深切认识与辨别"（徐相任语）。陈存仁先生认为，这些图书中"日本多记氏谨严之逻辑，丹波氏诠释，东洞氏自立一派，汤本氏独抒卓见，宫献氏研究精密，冈西氏征引博洽，以及久保氏之科学见地，岩崎氏之治学功夫，并足称述，可为则例。其所撰著，必有足以启导吾人研究之方法与趣味者"。

汉医与中医一脉相承，在我们继承和发掘中医前辈们的学术经验时，日本的前贤同样是我们应该认真学习的榜样。他们确实在中医学术上有着踏踏实实的学问，他们的很多著作至今仍然对中医的发展产生着积极影响，具有极高的参考价值。这些著作的作者在国内的知名度相当高，可以说是家喻户晓，比如丹波元简、丹波元坚、丹波元胤、山田宗俊、吉益为则、长尾藻城等。

《皇汉医学丛书》不仅给我们提供一条了解日本汉医学的途径，也为我们学好中医、运用好中医理法方药提供了一批重要的海外中医参考文献。

本套丛书于1936年至1937年陆续刊行后，人民卫生出版社曾于20世纪50年代出版过单行本。此后直至1993年才再经上海中医学院（现名上海中医药大学）出版社重刊。目前，全套丛书市面上已经找不到，读者要一睹丛书全貌极为艰难。为了满足广大读者的需要，为了适应现代人读书的习惯，我们组织中国中医科学院、广西中医药大学、山西中医药大学等单位众多专家和研究人员，用了6年多的时间，对原丛书进行了全面点校，将原来繁体字、异体字的竖排本改为规范的简化字横排本予以出版，并对疑难字词添加了注释，希望能得到广大读者的喜爱。

最后，希望本书的出版对于中医的发展能有所启迪，并希望有识之士对书中不妥之处提出宝贵的意见，以使本书更加完善。

凡　例

一、《皇汉医学丛书》自 1936 年上海世界书局出版以来，深受读者喜爱，其中的许多著作已经成为中医界重要的参考书或工具书。

二、原版《皇汉医学丛书》由于文字为繁体及异体字、竖排，无现代标点，给现代人阅读带来了很多困难。简体点校版为规范简体、横排、加现代标点，所以读者阅读起来会轻松很多。

三、丛书中引用的前人作品名称及前人名称，没有统一的说法，如《灵枢·小针解》《灵·小针解》《小针解》及《阴阳应象大论》《阴阳应象》等，为了尽量保持丛书原貌，新版丛书没有进行统一。

四、原丛书中"左""右"二字，改为横排后，根据语义改为"上""下"等。

五、原丛书中"按语""案语"混用，现统一使用"按语"，如坚按、简按。

六、原丛书中的缺字用"□"表示，如果通过查阅资料，已补入缺字，则将"□"去掉。

七、对于原丛书中不符合现代人阅读习惯的词语，尽量改为符合现代人阅读习惯的词语。如丸药的"丸"，原丛书中经常写作"圆"。在不影响原书语意的情况下，丛书统一改为"丸"。如，将"补中益气圆"改为"补中益气丸"，将"乌梅圆"改为"乌梅丸"等。

八、穴位名称统一改为国内使用的名称。如，大渊，改为太渊；大溪，改为太溪；太钟，改为大钟等。

九、原丛书在引用他书内容时，可能出现与所引用的著作文字有出入的情况，简体点校版经核对后会改正，有些通过注释的方式加以说明。

目　录

医事启源

医家千字文

医事启源

今邨亮祇卿

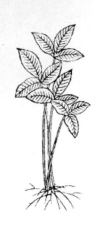

提　要

　　本书1卷，由日本汉医学家今邨亮祗卿撰于1862年。

　　本书共列20篇，主要介绍各种医学发明的发展历史，搜辑成册，以教后学，而辟时俗之惑。由于西洋医学在日本盛行，作者为了尊崇和提倡汉医而编写此书。书中援古证今，论述精确，特别提出西医的某些先进方法源于中国古代医学，其中包括解剖、化学制药（汞剂、制炼）、麻醉、导尿、灌肠等，不仅保存了汉医固有的学术，而且成为复兴汉医之重要参考文献。

序

　　蚕之吐丝，王睢之腌鱼，微物之智亦有过人者。洋夷之性，专一而纤巧，故其所谓穷理之说及百般器械之制，奥妙精致，殆夺化工。至医治之术亦然。然而学洋医者，不知其本之皆出于汉土。往往井蛙自夸，以为他所弗有也，不庶于辽豕之见乎？特汉人才粗大能，创之而不能精焉，为可憾耳。了庵今邨君邃于医者也，于古今方书无所不读。迩者抄录洋医诸术出汉籍者若干条，论其梗概，以示其徒，名曰《医事启源》。盖欲俾学者，知其所本，精之而又精，以箝洋医之口，解时俗之惑也。其志可谓切矣。夫我邦之于汉土，壤地连接，风气相通，政体习俗，以至饮食嗜好，皆小异而大同。则汉方之宜邦人，亦可推矣，况惯熟二千年之久者乎。虽然今之学汉方者，大率皆拘牵常格，不能有所发明，所谓依样画葫芦。彼术之出于己者，且不省知，俾红发异类，成竖子名，此则独何欤？读是书者，可以愕然而寤矣。

文久二年壬戌春正月严邑若山拯叙

高桥丰圭书

汉土医术，精核详密，超绝诸蕃。至于外治，则蕃亦不无可取。但其所用之方，汉既皆有。从来汉医，或用焉，或否焉。从人人所见，而至其法，制载籍，历然悉可检按。彼徒未曾睹汉籍，自夸开创，固无足咎。乃医不学者，从而和之，遂使世人言蕃医精细，穷理新奇，取功非汉学所企及也，可笑甚矣。抑内景之说，出于《素》《灵》；导尿之术，创于《千金》；斑蝥起泡、蚂蟥咂血等，晋唐方书屡称其功。今举数条，以授生徒。顾征引率略，挂一漏百，庶博雅之士，触类纂集。非固与彼抗，特示汉无不备耳。是书脱稿，会闻栲窗喜多村先生既有著辨之，恨予未及鉴知，不免辽豕之讥焉。

解　剖

《灵枢·经水篇》曰："夫八尺之士，皮肉在此，外可度量，切循而得之，其死可解剖而视之。其脏之坚脆，腑之大小，谷之多少，脉之长短，血之清浊，气之多少，十二经之多血少气，与少血多气，与其皆多血气，与其皆少血气，皆有大数。"解剖之言，始见于此。《汉书·王莽传》："莽诛翟义之党，使太医尚方与巧屠共刳剥之，度量五脏，以竹筳导其脉，知所终始，云可以治病。"《文献通考》载《五脏存真图》，赵与时《宾退录》云："广西戮欧希范及其党，凡二日，割五十有六腹，宜州推官灵简皆详视之，为图以传于世。"晁公武《郡斋读书志》载《存真图》一卷："崇宁间泗洲刑贼于市，郡守李夷行遣医并画工往视，决膜摘膏肓曲折图之，尽得纤悉。今校以古书，无少异者。"张杲《医说》云："无为军张济，善用针，得诀于异人，能亲解人，而视其经络，则无不精。因岁饥疫，人相食。凡视一百七十人以行针，无不立验。"《赤水玄珠》载何一阳说，云："余先年精力时，以医从师征南，历剖贼腹，考验脏腑。心大长于豕心，而顶平不尖。大小肠与豕无异，唯小肠上多红花纹，膀胱是真脬之室。余皆如《难经》所云，无所谓脂膜如手掌大者。"汉土辨脏腑经络取之实验如此，本邦平安山胁氏请官始有观脏之举，著《脏志》。嗣后，三谷氏、橘氏、杉田氏解视，皆有图说，宜就其本书见其详。

按：古昔有医经之学、有经方之学。医经论脏腑经络，人所以成形体，如《素问》《灵枢》是也；经方者，辨吐下、温凉，主在施治，如《伤寒》《金匮》是也。主在施治者，随证立论，故其如脏腑，则曰心、曰胃、曰膀胱、曰血室耳，非故省略，言有所主也。然从事经方者，不精医经；从事医经者，多疏经方，自昔而然。要之医经则论常，经方则说变，是所以歧而为二也。唯夫上古神圣，阐造化之秘，究人身之理，辨脏腑经络所在，审其官能机关，以为养生治病之标准，其玄妙至精，非所测焉。余往年解刑尸，检视内景，与古书所说如合符节。当时有所私记赘附于此，以为蒙学之一助。肺者，位诸脏之上，充胸肋之中，上连喉咙，下盖心，分左右为二大叶。其色青，缥带微红，其官主呼吸，以管吹气道，则两肺皆怒张，鲜泽似蝉翼。《九针篇》曰："肺者，五脏六腑之盖也。"《病能篇》①曰："肺者，为心之盖。"心者，在胸膛之上，两乳之间，丽肺叶之中；其色鲜赤，形如菡萏之倒挂；上圆下尖，左右有二室，其一名经脉，自心之左而出，盖送血之官，其一名络脉，纳血于心之右，盖收血之官。一往一复，流动周身，机发斡旋，莫有间断，是为至贵之地。《九针篇》曰："心主脉。"《津液别论》曰："五脏六腑，心为之主。"《邪客篇》曰："心者，五脏六腑之大主也，精神之所舍也，其脏坚固，邪不能容；容之则心伤，心伤则神去，神去则死。"心尾动而应乳下，虚里是也。《平人气象论》曰："左乳之下，其动应手……宗气泄也。"脾者，其色紫赤，其形如牛舌，其质如肉，位左胁下，在胃背侧。其官造胆汁，出津液，消磨饮食，化熟水谷。《太阴阳

---

① 《病能篇》：当为《痿论篇》。《痿论篇》："肺者，脏之长也，为心之盖也。"

明篇》曰："脾与胃，以膜相连。"《厥论》曰："脾主为胃，行其津液。"肝者，其色赤褐，在腹右季胁之下，拥护络脉，抱持胆囊。傍胃侧，向心下。其形大，其气臊臭，其质尤重。其官纳血于心，又制胆汁。《调经论》曰："肝藏血。"《金匮真言论》曰："肝，其味酸。"《痿论》曰："肝主身之筋膜。"胆者，其色青白，椭而如卵，在肝内，其官甚苦，汁化水谷。《四时气篇》曰："胆液泄则口苦。"《天年篇》曰："五十岁，肝叶始薄，胆汁始减。"胃者，其色薄黄，在膈膜之下，肝脾之间，位腹之中央；其形圆而长于左方，其中空虚，如大囊；上连食道，下接小肠。其官容受水谷，主磨荡，输之小肠。《肠胃篇》曰："胃纡曲屈伸。"《平人绝谷篇》曰："胃横屈，受水谷。"《五脏别论》曰："胃者，水谷之海，六腑之大源也。"肾者，其色紫黯，有两枚，位五脏之下，六腑之后，其官主泌别水血。《痿论》谓之水脏。《上古天真论》曰："肾主水。"其下有小肾，二曰命门。（按：与《素问》所谓命门异。）《三十六难》曰："命门者，男子以藏精，女子以系胞。"膀胱，其色黯黄，位少腹之下，在横骨之上，直肠之前，其状如倒葫芦，上腹圆大，下颈窄小。其官潴水，下连尿道。小肠，其色浅黄，其形如管，膜包其外，以曲尺计之，长二丈许。比之大肠，其形差细，其质薄，名曰薄肠。其上口屈曲而连胃下口，自在右向左胁迁回脐上，屈曲少腹。《肠胃篇》曰："小肠，回运还反十六曲。"大肠，其形如竹根，长仅五尺许，比之小肠差大，其质坚厚，故曰厚肠。小肠盘踞于内，大肠环曲于外，其状为大肠缠小肠。其官共主化精微，输之膜外，泌糟粕，导之肛门。《本输篇》曰："大肠属上，小肠属下。"三焦者，《内经》详其名状，而《难经》言无形。后人疑之，纷纷不决。然《难经》问难疑义之书，有与《素问》往往不相合者。徐遁、陈无择、张季明、张介宾之徒，皆以为有形，近于是矣。今验之实物，上焦者，蓄所谓奇缕管是也；中焦者，大机里尔是也；下焦者，奇缕科臼是也。其官转化饮食，造酿气血，非六腑之数而何也。《五脏别论》曰："胃、大肠、小肠、三焦、膀胱，此五者，名曰传化之府。"上焦连脾脏，在胃后，历横膜，缘脊膂，上行胸中，会左肩，下而入络脉。《营卫生会篇》曰："上焦出于胃上口，并咽以上，贯膈而布胸中。"又曰："中焦亦并胃中，而出上焦之后。此所受气者，泌糟粕，蒸津液，化其精微，上注于肺脉，化而为血"，故曰营血之府。"下焦者，别回肠，注于膀胱而渗入，故水谷常并居胃中，成糟粕而俱下于大肠，而成下焦。"其官主决渎。其名虽有三等，所以致其功绩则一也，此其大较见于经文，而历可征者。《素》《难》，古书也，且词致简远，非深于医者，不易遽晓。苟能熟读之，则足以观医经之一斑矣。夫精神之运，气血之行，系天机之呼吸，而至其所以然，则所谓有真宰存焉。自然之大数，非人力可得而量知也。乃圣人且就其可知者，立名数，曰精神、曰魂魄、曰脏腑、曰经络、曰气血、曰津液，谆谆说示，令人知处活物之理。其精密非后医所能及也。今探死肠而求其理，犹剖死马而验骐骥，观之无益，不观亦无损。如脏腑经络，轩岐既已讲明之。蕃医尝糟粕，矜新创，不知其所以立，教而索诸毫厘纷颐之中。此荀卿所云"以指测河，以戈舂黍"之类，多见不知其量焉。余尝言：医经者，天地、性命、脏腑、经络之学，故语常者居多焉；经方者，阴阳、虚实、攻补、温凉之书，故论变者居多焉。此二者犹两轮之不可偏废矣。知常通变，而医之能事毕矣。

汞　剂

制炼之法，创见于《周礼·天官·疡医》。郑玄注云："五毒，五药之有毒者。今医方有五毒之药，作之，合黄垫，置石胆、丹砂、雄黄、磁石其中，烧之三日三夜，其烟上著，以鸡羽扫取之以注创恶肉，破骨则尽出。"此即轻粉、粉霜、银朱、生生乳之祖。按：外敷轻粉，其来久矣。内服之则以《中藏经》明月丹为始。《本草图经》曰："飞炼水银为轻粉，医家下膈，最为要药。"《圣惠方》《直指方》《宣明论》《医垒元戎》《医学统旨》并称其效。李时珍曰："水银乃至险毒物。"因火煅丹砂而出，加盐、矾炼而为轻粉，加硫黄升而为银朱。轻飞灵变，化纯阴为燥烈，其性走而不守，善却痰涎，消积滞，故水肿、风疾、湿热、毒疮皆被劫，从齿龈而出，邪郁为之暂开，而痰亦因以愈。若服以过剂，或不得法，则毒气被窜入经络、筋骨，莫之能出。痰涎既去，血液耗亡，筋骨失所养，营卫不从，变为筋挛骨痛，发为痈肿疳漏，或手足皲裂，虫癣顽痹，经年累月，遂成废痼，其害无穷。蕃土所制升汞、甘汞加罗葳儿等，与轻粉、生生乳同。今试之，汞剂于梅毒神效灵验，非他药所及，使膏肓废疾，收功于数旬之间，可谓奇特矣。但用之须慎，不失其机矣。

附：制轻粉法

水银一两　白矾二两　食盐一两

上三味同研，不见星，铺于铁器内，以小乌盆覆之，筛灶灰，盐水和，封固盆口，用炭炼二炷香，取开，则粉上附于盆面，其白如雪。今世煅法，分量不与古法同，盖从简便也。《续日本纪》。

元明天皇和同六年，伊势国始献水银粉。今药铺

所鬻者，亦出于势州射。和制生生乳方法，已详见于
《梅疮秘录》。然煅法迂曲，后学不易遽晓，盖陈氏奇
其术耳。老友尾台士超传东洞翁秘法极为简易，因录
之于下：

硝石十六钱　　矾石十二钱　　绿矾十八钱　　食盐三钱
青盐三钱五分，用戎盐　　云母二钱五分，用汉产，浸盐水，
日干为末　　礜石三钱，火煅，烟尽为度　　水银十二钱

上八味各别为末，合入水银，炼用津唾，捣数千
杵，以不现星为度，安放瓦器中即今户窑，向底附着，
乃盖之，铜线缚之，盐泥固封。藏过五旬，倒器埋之
地中，底出地寸许。加火其上，用炭率三斤，炭尽起
器。待火气消发，封乳滴著盖里，状如束针，取出
听用。

熨　　法

温散凝寒，通畅血气，是熨法之所主，故古昔于
灸代用。拘急、挛缩、痛痹不仁，凡系血气之凝结者，
一切用之。《血气形志篇》曰："形苦志乐，病生于筋，
治之以熨引。"

注云：熨，谓药熨；引，谓导引。《寿夭刚柔篇》

曰："寒痹①之为病也，留而不去，时痛而皮不仁，以药熨之。用醇酒二十升，蜀椒一升，干姜一斤，桂心一斤，凡四种，皆㕮咀，渍酒中。用棉絮一斤，细白布四丈，并内酒中。置酒马矢煴中，盖封涂，勿使泄。"又，《刺节真邪篇》曰："治厥者，必先熨，调和其经，掌与腋、肘与脚、项与脊以调之，火气已通，血脉乃行。"扁鹊疗虢太子尸厥，为五分之熨，见于《史记》本传。《中藏经》曰："宜蒸熨而不蒸熨，则令人冷气潜伏，渐成痹厥。不当蒸熨而蒸熨，则使阳气偏行，阴气内聚。"《千金》及《翼方》《外台》载熨症诸方。《圣济》用葱白熨脐下，又用黑豆熨前后心，或炒盐醋灰。《赤水玄珠》为熨脐方，又有熨白虎历节风方。蕃医以蒟蒻②熨心腹，即张景岳罨熨法。

灌　水

灌水之法，其来尚矣。《仓公传》《伤寒论》皆及之。《玉函经》曰："过经成坏病，针药所不能制。与水灌枯槁，阳气微散，身寒温衣覆，汗出表里通利，其病即除。"华佗疗妇人寒热注病，用冷水灌之。《千

---

① 痹：原作"脾"，据《灵枢》改。

② 蒟蒻：即魔芋。

金》《外台》治石发，有冷水洗浴之法。《南史》载徐嗣伯用灌水治房伯玉之病。张戴人浴痘儿，出于《儒门事亲》。他如衄血不止，用新水随左右洗足及冷水噀面。冷水浸纸贴囟上，以熨斗熨之。金疮血出不止，冷水浸之即止，共见于《本草纲目》中。

脚 汤

《五常政大论》曰："行水渍之。"（注谓：汤浸渍也。）《阴阳应象大论》曰："其有邪者，渍形以为汗。"《玉机真脏论》曰："脾风可浴。"《金匮》附方有矾石汤浸脚。《巢源》曰："邪气在表，洗浴发汗即愈。"《外台》引"文仲捋脚方"：水煮杉木，浸捋脚，去肿满，大验。皇国亦有汤渍法，见于《荣化物语》。《本草衍义》曰："热汤①，助阳气，行经络。患风冷气痹之人，多以汤渫脚至膝上，厚覆使汗出周身。然亦别有药，亦终假汤②气而行尔。四时暴泄利，四肢冷，脐腹疼，深汤中坐③，浸至腹上，频频作之。"又曰："生阳诸药，无速于此。"朱慎人治风疾，掘坑令坐坑内，以热汤淋之良久，以箪盖之，汗出而愈。《圣

---

① 汤：原作"滚"，据《本草衍义》改。
② 汤：原作"阳"，据《本草衍义》改。
③ 深汤中坐：原作"深坐汤中"，据《本草衍义》改。

惠方》有淋溻疮上之法。《博爱心鉴》治痘疮顶陷，有水杨汤。诸如是类，不暇偻指，姑抄一二，以资攻阅。

酒　剂

醪醴见于《素问》，然上古所作，不能知其法。《扁鹊传》曰："其在肠胃，酒醪之所及也。"仲景氏之方，八味丸、土瓜根散、赤丸、天雄散四方，各以酒服之。下瘀血汤一方以酒煮之，麻黄醇酒汤以美清酒五升煮之。《汉书》师古注："醇酒不浇，谓厚酒也。"芎归胶艾汤、炙甘草汤、当归四逆加吴茱萸生姜汤、鳖甲煎丸，清酒与水合煮之。按：《周礼·酒正》辨三酒之物：一曰事酒，二曰昔酒，三曰清酒。郑注："清酒，今之冬酿夏成者也，盖谓无灰清酒也。"其他大猪胆汁导法之法醋，按：法醋，诸《本草》无所考。成本，无"法"字，似可从。苦酒汤、黄芪芍药桂枝苦酒汤之苦酒陶弘景曰："醋，亦谓醯之以有苦味，俗呼苦酒。"及美酒醯魏氏曰："美酒醯，即人家家制社醋是也。"栝楼薤白白酒汤、栝楼薤白半夏汤之白酒，皆酒剂也。按：白酒，始见于《灵枢·经脉篇》[1]"以白酒和桂""且饮美酒"。仲景所用白酒，未详

————

[1]　《经脉篇》：当为《经筋篇》。

其制。《千金方》白酒作白蕺浆，或作蕺酒。《外台》亦同，今从之。用酢者，盖取之于豁胃利气，其造法见于《本草蒙筌》。盖仲景之方，出于诸家，故曰法醋、曰苦酒、曰白酒，皆因古人所传，异其称谓耳。又，《肘后》《千金》《外台》诸书，并载酒剂之方，皆取于宣通血脉，开发壅滞。盖以酒性慓悍，能行药势也。凡急患长恙、血虚气滞、久寒痼冷、偏枯不遂、拘挛痹厥之类，宜常服之。然因药之队伍、功用各异，蓄有称丁几去尔者，浸药于烧酒，临时用之，盖仿鞏于红蓝花酒也。然丁几罗宇、多蒲布满原属劫剂，不可辄用也。

按：烧酒非古法，自元之时始，盖系蒙古人之制。其味辛烈燥猛，过饮则伤胃烂肠，不可充药料。其造法：用浓酒和糟，入甑蒸，令气上，用器承取滴露，其清如水，味极峻烈。入口如燃，故曰火酒。后世以糯米、大麦、葡萄等造之，其造法甚简。汉土单称酒为药用者，专用糯米造之最为上品，黍粟次之，用粳米者少。盖汉土之粳，不及本邦之粳。我粳与彼糯等，故入药者，宜用粳制无灰者。盖酒者，熟谷之精液，故其气慓悍滑利，大温有毒。其功则行气活血，解郁逐瘀，燠寒消食，散风湿，除邪秽，利水道，滑大肠，解禽鱼及百果之毒，导引诸药，运输全身，莫此为捷。然过饮则伤神损寿，乱气动血，其功不掩害。乃如美淋酒、忍冬酒、保命酒、泡盛火酒等殊醇浓者，并不宜药用。

制　炼

蕃医炼化药材，取其精液，名曰制炼术。其类有数品，蒸馏取药露及分析盐性土质，护谟华尔斯之类，其制法并见《泰西水法》《舍密开宗》《荷兰药镜》。而其煎者、浸酒者，《淮南》《三十六水法》《抱朴子》等书既发其端矣。黄水①与苏打合则为胆矾，与铁合则为青矾之说，亦本于道家修炼术。他本草所载蔷薇露、阿片、芦荟之类，皆非洋人所创发明也。

蒙　汗

"蒙汗"字共见《本草纲目》"泉水"条、《七修类稿》《水浒传》等书，其义未审。山田图南云："蒙汗，隐语，以其害人，不直指其名也。"说见《败鼓录》中，宜参阅。

莨菪、阿片、曼陀罗花、番木鳖、双鸾菊之类，皆令人麻醉，收敛血脉，夺其神机，故心神错乱，瞳孔豁大，烦渴引饮，不知人事。若多服则死，宜斟酌作剂。凡割肉、刮骨，不可欠此药焉。《后汉书·华佗

---

① 黄水：硫黄水。

传》云：“疾发，结于内，针药所不能及者，令先以酒服麻沸散，既无所觉，因刳破腹背，抽割积聚。若在肠胃，则断截湔洗，除去疾秽，既而缝合，敷以神膏，四五日创愈。”《齐东野语》云：“草乌末同一草食之即死，三日后亦活。”《桂海虞衡志》云：“曼陀罗花，盗采花为末，置入饮食中，即当醉。”梅元实《药性会元》云：“同陀罗花、川乌、草乌合末，即蒙汗药。”《本草》“茉莉根，以酒磨一寸服，则昏迷一日乃醒，二寸二日，三寸三日。”纪晓岚云：“闽女饮茉莉阳①死，与私夫共逃。此茉莉亦可以醉人。”张介石《资蒙医经》云：“蒙汗，一名铁布衫，少服止痛，多服则蒙汗。其方：闹羊花、川乌、瓦楞子、自然铜、乳香、没药、熊胆、朱砂、麝香，凡九味。上为绝细末，作一服，用热酒调服，乘饮一醉，不片时浑身麻痹。”陈士铎《石室秘录·碎治法门》云：“先用忘形酒，使其人饮醉。忽忽不知人事，任人劈破，绝不知痒痛。取出虫物，然后以神膏异药缝其破处，后以膏药贴敷，一昼夜即全好。徐以解生汤药饮之，梦初觉，而前症顿失矣。”《资蒙医经》《石室秘录》等所载，盖皆华佗遗法，可以备参考焉。今日医道之辟外科，不必用麻药，游刃于人身中，恢恢有余，后生可畏。于是

---

① 阳：通“佯”，假装。

乎信。

附：

纪州华冈氏疗乳岩、结毒、淋漏、便毒、附骨疽及跌损脱臼，制麻药饮之，俟其醉，割肉、刮骨、剁膜、断筋。凡系重患笃癃者，一切用之。余尝亲炙其门，屡得其验术，因录其方：

曼陀罗花八分，陈旧者佳，新者发呕　草乌头二分白芷二分　当归二分　川芎二分

上五味为粗末一瀹①，空心服之。须臾心气昏晕，手足顽痹，或沉眠不觉，或闷乱发狂。乘时施治，既而饮之以浓茶，又与黄连解毒加石膏汤，二三时乃醒。如目眩咽干，神气不复者，用黑豆汤即解。倘其不醉者，更饮温酒，或乘辇动摇必醉。其醉有迟速者，由天资有躁静尔。

起　泡

外敷斑蝥，拔毒去痛，呼脓除腐。凡病之毒聚、血结而为患，如痛风、梅毒、跌扑、闪肭，一切瘀血凝滞者皆宜之。盖疾之在脏腑、经络者，服药可以驱之；

---

①　瀹：煮。《通欲文》："以汤煮物曰瀹。"

其在皮肤、筋骨之间，或提而出之，或攻而散之。其泡于是乎为功。《外台》治疗肿方，斑蝥二枚捻破，以针画疮上，作"米"字，封之，即根乃出。又，治干癣积年生痂，搔之黄水出，每逢阴雨即痒，用斑蝥半两，微炒为末，蜜调敷之。《圣济》大风，面上有紫瘟瘟未消，用干斑蝥末，以生油调敷，约半日瘟瘟胀起，以软帛拭去药，以棘针挑破，令水出干，不得剥其疮皮，不可以药近口、眼。《永类钤方》治癣痒，用斑蝥七个，醋浸露一夜搽之。又，谓之天灸。王执中《资生经》旱莲草搯烂，男左女右，置寸口上，以古文钱压定帛系住。良久起小泡，谓之天灸，其疟即止愈。并《医说》云："石龙芮，俗名猫迹草，叶毛而尖，取叶揉臂上成泡，谓之天灸，治久疟不愈。"《本草纲目》"毛茛草"条，李时珍云："山人截疟，采茛叶挼，贴寸口，一夜作泡，如火燎，故呼为天灸、自灸。"其他尚有数方，汉医则审内伤、外感之别而施之，蕃医则概用之，虽有不过者，寡矣。

附：制斑蝥膏法

斑蝥为末，六两　黄蜡九两　猪脂三两

先煮蜡、脂二味，令消化，离火，入斑蝥末，搅令凝结。或摊于布，或摊于纸，贴患所，盖以坚膏，令不动，贴后一夜起泡，以针出水，其毒浅者，宜薄而日换，毒深者，宜厚而久贮。若病已愈，欲令生皮，换贴黄蜡膏。

唧 筒

蕃医所为灌肠术者，即仲景导屎之法也。凡不论何病，肠内闭塞，污物不下者，宜导而出之。蜂蜜、土瓜根、猪胆汁皆能润窍滋燥，从其便，用之可也。《肘后方》治大便不通，采土瓜根捣汁，用筒吹入肛门内。北齐道兴治疾方，用猪胆汁导以苇管。《圣济》以生瓜根捣汁少许，水解之，竹筒倾内下部即通。《十便良方》疗大便秘塞不通，用猪胆，以筒灌三合许，令深入，即出矣。不尽，须臾更灌。《医学正传》小儿大便不通，含香油，以小竹筒挤入肛门，以油吹入。过半时许，下黑粪。袁枚云：回回病不饮药，有老回回能医者，熬药一桶，令病者覆身卧，以竹筒插入谷道中，将药水乘热灌入，用大气力吹之。少顷，腹中汩汩有声，拔出竹筒，一泻而病愈矣。是则过于太快矣。

导 尿

导尿，亦拯急之一策。《千金方》凡尿不在胞中，为胞屈僻，津液不通，以葱叶尖头内阴茎孔中，深三寸，微用口吹之。胞胀，津液大通，即愈。《外台》引《救急方》主小便不通，其方取印成盐七颗，捣筛作末，用青葱叶尖盛盐末，开便孔，内叶小头于中吹之，令盐末入孔即通。《卫生宝鉴》：一妓转脬，小便不通，腹胀如鼓，数月垂死。一医用猪脬吹胀，以翎管安上，插入阴孔，捻脬气吹入，即大尿而愈。测胞之法，盖胚胎于此。蕃人效汉，制其器耳。

涂　药

涂药昉见于《灵枢·经筋篇》，曰："有热，则筋弛纵缓不胜收，故僻。治之以马膏，膏其急者；以白酒和桂以涂其缓者。"又，《痈疽篇》曰："发于腋下赤坚者，名曰米疽。治之以砭石，欲细而长，疏砭之，涂以豕膏，六日已。"仲景方中有温粉，有摩散。《外台》载涂脐下通溲便之方。《幼幼新书》涂五心治少小客忤。《圣惠方》涂手心以缓筋急。阎孝忠方涂足心能引上病而下之，又治口疮，又治赤眼，治鼻衄。唐宋以降，外敷药方，亦复不鲜。或治敷患所，或移彼引此。及夫吹喉、点眼、涂囟、贴脐与熏蒸、洗熨等，皆治标之法也，不可不知。蕃医以为与内服同效专用之者，非也。

芥子膏

蕃医好捣白芥子为泥，敷腨肠及脚心，施之中风、霍乱、发痫、暴泄、痘疮等，其法见于《肘后方》。治中风卒暗不能语，以苦酒煮芥子，敷颈一周，以衣包之，一日一夕乃瘥。又，治喉痹，取芥子捣碎，以水及蜜和，敷喉下，燥辄易。《中藏经》治小儿奶癖，白芥子不以多少研成膏，摊纸花子上，贴疼硬处，坐中效。此由外通内，藉于气达者。其功用与敷熨、吊溻种种杂疗同。

嚏　药

搐鼻取嚏，以发泄郁邪，开达壅塞。其法创见于《灵枢·杂病篇》，云："哕，以草刺鼻，嚏嚏而已。"《金匮》：头中寒湿，内药鼻中。《千金翼》及《外台》《删繁方》，搐鼻并同瓜蒂。《圣惠》治风头痛，吹鼻散，用瓜蒂、麝香等五味，先含水满口后，搐药半字深入鼻中。又，中风牙紧，不能下药，即鼻中灌之。又，治眼睛如针刺疼痛。《圣济》以治小儿天钓。《幼幼新书》治小儿急慢惊风。《易简方》卒中口噤，用细辛、皂角各少许，或只用半夏为末，以芦管入鼻中，俟喷嚏，其人少苏。《兰室秘藏》以治内外障眼。张从正曰："如引涎漉漉，嚏气追泪，凡上行者，皆吐法也。"翟玉华曰："其升之、举之、提之，皆吐之意也。"

嗅焗

药气藉火气从鼻孔中而直达肺腑，通经贯络，透彻周身。卒病沉疴，从症用之，以助服药之所不及，是熏烟之用也。但用之于上部，最为有效焉。《千金》疗咳，熏法，细熟艾薄薄布纸上，广四寸，后以硫黄末薄布艾上，务令调匀。以荻一枚如纸长，卷之作十枚。先以火烧缠下，去荻，其烟从孔中出，口吸取烟咽之，取吐止。《外台》引《古今录验》疗咳，饮烟法：钟乳、白石英、人参、丹参、雄黄、乌羊、肾脂、净纸，上八味，各捣筛为末，以水银投药里，细研使入诸药，羊脂熬取置纸中，令均平，使厚一分，散药令周遍。剪纸一张，作三分。二法皆以口吸其气，犹今吃烟草也。《御药院方》龙香散治偏正头痛：用地龙、乳香细末掺纸上，作纸捻子，烧令闻烟气。《澹寮方》徐介翁熏头风方：于上方加指甲，每用一捻，向香炉内慢火烧之，却以纸卷筒，如牛角状，尖小，留一小孔，以鼻承之。熏时须噙温水，令满口，此法通用之。《产经》治盘肠产用熏法。《外科正宗》治结毒烂坏，用祁阳炭、面粉、银朱为熏法。《本草纲目》治中风、痰厥、气厥、中恶、喉痹、一切急病，咽喉不通、牙关紧闭，用巴豆熏法。其法：烂巴豆，绵包压取油作捻，点灯吹灭熏鼻中，或用热烟刺入喉内，即时出涎或恶血，便苏。

附：清神香（家法）

治疮毒、头痛及咽喉破烂、瘰疬、眼疾，服药无效者。

辰砂一钱　沉香三钱　百草霜三钱

上三味和匀，分为七帖，剪纸幅一寸，长八寸，写药末捻为七条子树之香炉中。点火条头，卷纸作筒，如笋状，以覆之，令烟不散。其尖上穿一小孔，患者含冷水就孔嗅之。全七日而止。

圣烟筒（家方）：此方不止疗梅毒沉深，兼治中风偏枯、水肿鼓胀、嗝噎癫痫。

铅丹二钱　水银二钱　朱砂一钱　沉香二钱　白檀一钱　金箔五片

上六味，先以铅丹盛土盏火熔化，内水银拌，令相得，倾注纸上，研候如泥，入朱砂、沉香、白檀、金箔等末和调，嗅法同上。

筒　针

《灵枢·四时气篇》曰："徒㽷，先取环谷下三寸（按：环谷，不知所指。马莳曰："各经无环谷穴，止足少阳胆经，有环跳穴。今曰三寸，意风市穴。"此说恐非，因名为说耳。盖环谷，膀胱部位，今时疗鼓胀、水肿，刺针筒而取水，往往得验，意与刺颓疝同），以铍针针之，已刺而筒之，而内之，入而复之，以尽其㽷，必坚束之，束缓则烦悗，束急则安静。间日刺之，㽷尽乃止。"又，《官针篇》曰："病水肿不能通关节者，取以大针。"《肘后方》："皮肤水，腹内未有者，服诸发汗药，得汗便瘥，然慎风寒为急。""若腹大，下①之不去，便针脐下二寸，入数分，令水出孔合，须腹减乃止。"则筒针之法，不昉于洋人矣。

附：

疗水肿鼓胀，用筒针刺之，出于不得已之策，可或一为之，屡之则大命从殒矣。《千金》云："凡水病，忌腹上出水。出水者，一月死，大忌之。"《圣济》引徒郁子云："华佗云：水病未遇良医，第一不得针灸，

---

① 下：原作"小"，据《肘后备急方》改。

言气在膜外已化为水，水出即引出腹中气，水尽则死。"《医说》引《医余》云："病水人，水在膜外，切不可针。针透膜，初时稍愈，再来即不可治。"《神效名方》云："大忌脚膝上针刺出水，取一时之效，后必死矣。"盖此症固忌针刺，然百药无效，至难奈何？施之，所为穿腹法是也。但其侥幸万一，安可措而不讲耶？余尝验之。水肿有虚、实之分。全身洪肿如水泡、如霜瓜，短气喘鸣，气息欲绝，以指压之，其痕随手而起者，属实，皮肤之肿也。其痕窅而不起者，属虚，肉间之肿也。实者，就股间腘缝而取水，犹可望生矣。虚者，则决不可取也。鼓胀亦然。有气、水之分，腹中污液潴蓄，若囊实物，内渐盈满，外渐怒张，至殆如鼓，膨脝欲裂，以指弹之或按之，其运转响动者，水也。若肿硬紧满，青筋络绎，皮光射人，按之无声者，气也。水者，可刺；至气者，不可刺也。要征之胃气，若能食者，胃权犹存，可刺矣。不能食者，胃权已亡，虽水亦不可刺也。能辨此差别而亲试体验，知经文之不我欺焉。故非甄肿之虚实，水气之差别，胃气之存亡，决不可刺也。蕃医不顾忌，一概施之，戕命不少，因表为后炯。

角 法

角法，义未详。或云：角者，咮①也。咮形似针。吴仁杰《说行露》诗："谁谓雀无角。"盖古谓咮为角，以针刺人体，犹雀之啄物也。

刺破患处，纳絮火于竹筒或硝子，急点着针口，则火气能吸血。候血止，放筒去，此为角法。凡瘀血凝聚，焮肿疼痛，发见于皮表者，视其所在，角之则瘀血去而疾患除矣。用瓠瓠，亦同其义。角法始出于《肘后方》。《外台》有角疗骨蒸法。又，引《古今录验》蝎螫人，以角疗之之法。又，疗金疮得风，身体痉强，口噤不能语，瓠瓠烧麻烛熏之。《证类本草》引《兵部手集》方，治发背头未成疮及诸热肿痛，以青竹筒角之。《苏沈良方》载治久嗽，火角法。《瑞竹堂经验方》吸筒、《济急仙方》竹筒吸毒、《外科正宗》煮拔筒方，并与角法同。

---

① 咮［zhòu］：字从口，从朱，朱亦声。"朱"意为"成年"。"口"为"喙"省。"口"与"朱"联合起来表示"成鸟之喙"。

蟣[1]　针

　　丹波雅忠所著《医略抄》引宋侠《经心录》收蟣针法。按：侠，唐人，则蟣针之方，亦古矣。陈藏器曰："水蛭，本功外，人患赤白游疹及痈肿毒肿，取十余枚，令啖病处，取皮皱肉白，无不瘥也。冬日无蛭虫，地中掘取，暖水养之，令动，先洗人皮，咸以竹筒盛蛭缀之，须臾便咬，血满自脱，更用饥者。"《外科精要》载洪丞相蟣针法，凡痈疽，觉见稍大，便以井边净泥，敷疮顶上，看其疮上有一点先干处，即是正顶。先以大笔管一筒，安于正顶上，却用大马蟣一条安其中，频以冷水灌之。马蟣当吮其正穴，脓血出，毒散是效。如毒大蟣小，须三四条方见功。腹傍黄者力大，若吮着正穴，蟣必死矣，其疮即愈。若血不止，以藕节上泥止之，白茅花亦妙。皇国用蟣针见于藤定家《明月记》"安贞元年"条，又出于《东镜》及《帝中抄》《尺素往来》等。此法与针角略同，而令患者不觉疼痛，更为便宜。然亦宜详其病之因与症之状而用之矣。

----

　　① 蟣［qí］：这里指水蛭。《类篇》："蟣，……水蛭也。"

附：

人身不论何处瘀血停聚，热痛红肿者，先净洗肿上有毛发处，剃去之。着水蛭数条，任其咬哑，饱满自然脱下。若不落以盐少许掺之，即缩落。若血不止者，以指按住之即止。若其不哑者，擦肤令热，着之即吮。

刺　络

血之浮见于肌肤者为络，潜行于内里者为经。缠绕九窍，绸缪百骸，环会周旋，靡所不至，犹地中有川渎水由之行也。《邪气脏腑病形篇》曰"经络之相贯，如环无端"，此之谓也。夫血流动灌溉，荣养人身。故一处郁塞，则百体失养，其害不可胜殚。当此时非放发之，何以得通？《针解篇》曰："菀陈则除之。"《经脉篇》曰："刺络脉者，必刺其结上，甚血者虽无结，急取之以泻其邪，而出其血。"《调经论篇》曰："经（《甲乙经》作"络"）有留血，血有余则泻其盛经，出其血。"又曰："视其血络，刺其血，无令恶血得入于经，以成其病。"《刺禁篇》曰："刺肘中内陷，气归之，为不屈伸。"次注云："肘中，谓肘屈折之中，尺泽穴中也。"《刺腰痛篇》曰："刺解脉，在郄中次注云："郄中，则委中穴。"结络如黍米，刺之血射①以黑，见赤血而已。"《寿夭刚柔篇》曰："久痹不去身者，视其血络，尽出其血。"《禁服篇》曰："泻其血络，血尽不殆矣。"《扁鹊传》。扁鹊治虢太子，使子阳厉针砥石，以取三阳五会。取者谓刺络，除去其瘀滞也。后世郭志邃《痧胀玉衡》、刘松峰《杂疫论》共载疗痧胀、疙瘩瘟、虾蟆瘟之法，专用放刮，二子踔事加精，可以为法式焉。安永间，平安有垣本针源者，善用大针，出血治众疾，事见于《熙戴录》。要之，自非读《素》《灵》《甲乙》，明经络俞穴，临症施治，焉知泻血之妙哉。

附：刺尺泽法

今病者就枕侧卧，下左而取右，下右而取左。侧卧取之，则无晕倒、眩悸之患。先将绵布幅一寸，长二尺五寸许，紧扎肘后。令病者握物，弩力张络，就络脉怒张处下针，血辄迸出。预备铜盘受之，盘中宜布白纸以辨血色。有鲜绛者，有瘀浊者、紫黯者。更量血之多少而处分之，若少则令病者极力握物，血便易出；若多则解缚启握，血即止。乃摩擦瘢痕，令之屈臂，须臾得安。凡血量重七十钱至百五十钱为率，须观体

---

① 射：原作"刺"，据《素问》改。

之强弱与毒之浅深而斟酌焉。头痛、齿痛、目疾、头疮、耳鸣、肩背强急，凡系上实者，殊有效。

刺委中法

先将布紧扎病者膝上，就枕侧卧。令病者伸脚踵柱或壁，待络脉怒张而刺之，血即出。概如刺尺泽法。腰痛、脚肿、产难、不月、臁疮、梅毒，系下实者，有效。

刺少商法穴在手大指端内侧。

将细线紧扎大指横纹处，刺之。治啖痹、喉痛、惊痫、猝倒。

刺大敦法穴在足大趾端聚毛中。

刺法同上。治㿉疝、睾丸痛肿。

刺额上法

令病者将缚布缠扎喉下，络脉即张，轻轻刺之。治偏正头痛、赤眼疼痛。

刺鼻中法

以金创针就鼻中轻刺之，血即滴出，备器受之。治赤眼、连额疼痛及鼻生疮。

刺舌下法

舌下左右挟柱之络是也，矫舌刺之。治咽喉肿痛及木舌、重舌。

刺外肾法

以系扎茎根，见筋络怒张，刺之，治疮毒肿痛，瘙痒难堪者。凡针刺无定处，毒之所聚，刺之有效。刺百会治脑痛、头疮；刺目眦眼睑，治赤眼煨肿、弩肉遮睛、烂睑痒疼；刺龈肉，治齿牙疼痛、龈肿、龈风、钻齿疳。其他酒皶鼻、痰、顽癣、臁疮，可刺者犹多矣。宜候毒之所聚，而疏其所壅，有意外之功。

引　痘

《张氏医通》载种痘之说，云："始自江左，达于燕齐，近则遍行南北。详究其源，云自玄女降乱之方。"《医宗金鉴》有种痘一法，传云自神授，其言奇异不可信。盖其法取痘浆种之，峻易则由小儿之天资焉。我邦俗间有一种引痘之法，其法预畜痘痂，有欲种者，末痘痂以竹管吹入于鼻中。此法不知创于何时。嘉永二年，兰舶始赍牛痘苗来于长崎，试之儿辈，果有验。其法以针刺左右臂，纳脓于针口，不令血出，针之多少，随年齿异其数耳。其种转辗相传，遂延蔓海内。

附按：

牛痘者，初英国之医占拿，观牧童取牛乳者不染天花，因悟牛痘解人痘之毒。始试之儿童，果免痘。事见于《嘶哟咮》及邱熹《引痘书》。避痘之术，而非真痘也，犹饵紫河车而不出痘，初年，小儿十三日，以本身剪下脐蒂烧灰，以乳汁调服，可免痘患，或入朱砂少许。共见《保幼大全》《正字通》等书。按：人胞胎，载于陈氏《本草》，朱震亨专言其功，然难悉信。但饵之于婴儿全身发疹者，不罹痘患，是为奇而已。服三豆神方而免痘厄。稀痘神方：赤豆、黑豆、绿豆、甘草各一两为细末，斩新竹筒去皮，两头留节，穿一孔，纳药末，杉木粘塞其孔，黄蜡封筒，外以小绳系之。候腊月投厕中，满一月取出，洗净风干。每药一两，梅花片三钱和匀，儿大者用一钱，小者用五分，服后忌荤腥，十二日解出黑粪，是其验。如其详说见于《本朝食鉴》。盖痘毒者，根之于胚胎，发之于时气。故种之术，非易易可施也。余亦尝试之，验则有之。但其先天毒深者，必遗巨害。聂久吾《论痘》曰："胎毒潜伏于五脏，有触则发，无触则不发，故发有迟速。当其未发时，形气俱泯，无可端倪。若未燧之火，何处寻觅？又何解释？预解痘毒诸方，无故而遂寇通，都不近理也。"又曰："其毒气发自五脏，实动五脏真气，全赖血气送毒气而出之，外运化之而成浆，收结之而成痂，而后脏腑可安。若血气送毒气不出，则毒气反攻脏腑，如寇作于都城中，主者不能操谋，奋武逐之出外，致令操戈内攻，安得不危。故用药如用兵，不可违此理也。"此说颇精核，足以确痘疮为胎毒矣。盖男女之精和合成体，父之精属气，母之精属血。父之精发于疹，母之精发于痘，感时一发，然后人身始安。譬如蝉蛇之脱皮、草木之解甲，新陈相代，势所必然也。其少如古而多于今者，气运所令。然其痘有竣易者，系于胎毒有浅深，与时气有酷薄，感触有轻重，其均不免一感者，皆天也。今引痘家乃欲以人力胜天运，苟冀目前之安，不顾日后之患，殆不知天定胜人之理也。夫人无病而饵药，必受其害。痘毒未动强引之，轻者或可无害，至其重者，则数颗种子，安得热泄无余。譬如流水，壅之于此，必决于彼，溃胃冲突，变不可测。极其所底畜毒之灾，为惊风、为马牌风、为哮喘、疳癖、蛔虫、癫痫、痨瘵、痘厄，虽免剧疾随起，以余所睹，实繁有徒。古人有言：逆天不祥。古圣人设医药以助造化，所不及，苟助以道，痘厄可救。至其不可救，命也，岂唯痘而已哉。或疑西肥五岛，有未染痘之地，村人或染，移之山中，严使村人邀之，是以其痘不蔓。据子之说，则西肥之人独无胎毒乎？曰：非也。病因风土而异，胎毒之发，不止痘而已也。是以岐伯有异法。《方宜论》孙氏有方土之说，不啻高燥之地多疟疾，卑湿之地多脚气。疾病随地，各异其证，徐洄溪辈既辨之矣。西肥之不染痘，亦风气所令。然风气一变，疾病亦从而变。痘之少于古，而多于今，吾安如非西肥与他土类乎哉。

跋 一

　　自洋学一辟，人皆喜新厌旧。往圣遗训，弃如粪土。宫保曰："西洋人言天地之理最精。"其实莫非。三代以来，古法所旧，有后之学者，喜其新而宗之，疑其奇而辟之，皆非也，如医法为最。然惜乎，未有好事者为之辩也。吾友今邨祗卿乃起而辩之。书仅一卷，博而能确，辞无枝叶，足以钳狊舌①之口而胠②蒙者之惑矣。祗卿著书数部，此特一斑云。

栗园浅田惟常

---

　　① 狊［jué］：比喻语言难懂。旧时讥人操难懂的南方方言。狊，伯劳鸟。《孟子·滕文公上》："今也南蛮狊舌之人，非先王之道，子倍子之师而学之，亦异于曾子矣。"
　　② 胠［qū］：从旁边撬开。《庄子·胠箧》："将为胠箧探囊发匮之盗。"释文引司马注："从旁开为胠。"

跋 二

家君刀圭之暇，以著述为娱。脱稿者，已若干种。顷者，使芳校旧稿，因得此篇。退谓生徒曰：此书虽小品，足以醒世医之梦梦，遂相共谋，将梓之。家君曰：蕞尔漫录，遗漏亦多。且汉蕃相抗，犹晋戎之角犄，适足以取嗤于高人耳。夫轩岐之道之大，较之于诸蕃医术，犹日月之与爝火①，沧溟②之与蹄涔③，其大小邪正，不俟智者而后知矣。犹何梓之为。芳曰：诚然矣。虽然今世之医不特，不知我道之广大精微，并不知蕃医抄袭，以为己有而吊诡承讹，逞意鼓簧，公然弄人命于股掌之间，其害有不可胜言者，何置诸

---

① 爝［jué］火：小火，火炬，火把。《庄子·逍遥游》："日月出矣，而爝火不息。"

② 沧溟［míng］：大海；苍天，高大幽深的天空。指容量、体积等广大。

③ 蹄涔［cén］：亦作"蹏涔"。语本《淮南子·氾论训》："夫牛蹄之涔，不能生鳣鲔。"高诱注："涔，雨水也，满牛蹄迹中，言其小也。"后以"蹄涔"指容量、体积等微小。

度外。此篇引援该博，一览可以知我道无所不备矣。谓之后学之津筏，医门之慈航，固非诬也。生徒之请盍许①，家君哂②而颔之。迨梓成，谨理前言以为跋。

---

① 盍［hé］许：盍，何也。盍许，即何许，指什么；哪里。

② 哂［shěn］：微笑；讥笑。

医家千字文

惟宗时俊

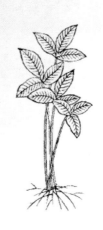

提　要

本书由日本著名汉医学家惟宗时俊撰写。

本书是由1 000个汉字组成的韵文，全书格式为四字句，对仗工整，条理清晰，文采斐然，将中医学知识用易诵易记的语句体现出来，提纲挈领，并详加注释，是初学中医者不可多得的入门读物。

序

　　盖闻医道如林，学者未得其萌芽；□□如海，学者未得其涓滴。世有愚者，曰：读方三年，便谓天下无病可治；治病三年，乃知天下无方可用。诚是远而难望、深而难测之故也。爰有草泽之孤陋，嗜药石于独学。犹暗精微之道，徒驰粗浅之思，唯对疾不晓了，譬无目夜游。然而赞仰送春，有欣永日，涉猎映雪，未倦稽古，肆勒一卷书，名曰《千字文》。凡分乾象坤仪之部，次二十一韵。任浅见寡闻之智，谈二百余言。昔周兴之集千字也，蓄儒材兮终一日之功。今鲁愚之集千字也，披医书兮撼十全之要，乃以立意为宗，不以能文为本。

　　　　　　　于时永仁元年大吕中旬惟宗时俊撰

医家千字文

散位正五位下惟宗时俊撰

清浊剖判，形质冲融。

《千金方》曰："清浊剖判，上下攸分。"《太素经》曰："清阳为天，浊阴为地。"杨上善曰："清气是阳，在上；浊气为阴，在下。"《魏氏方》①曰："人受天地冲融之气以生。"《素问新校正》曰："夫有形者生于无形，故有太易，有太初，有太始，有太素。太易者，未见气也；太初者，气之始也；太始者，形之始也；太素者，质之始也。"

阳营阴卫，右强左聪。

《八十一难经》曰："其清者为荣，浊者为卫。荣行脉中，卫行脉外。"丁德用曰："夫人之生，禀天真之气，后饮谷食，入胃传于五脏六腑，化为精血。其精血各有清浊，其精中清者归肺，以助天真；其浊者

---

① 《魏氏方》：即《魏氏家藏方》，由宋代魏岘编撰，共10 卷。

坚强骨髓。故血中之清者归心，荣养于神；血中之浊者，外华于肌肉。而清者行于脉内，浊者行于脉外。而卫者，卫护之义也。"杨玄操曰："'营'亦作'荣'。荣者，荣华之义也，言人百骸九窍，所以得荣华者，由此血气也。营者，经营也。言十二经脉，常行不已，经纪人身，所以得长生也，二义皆通焉。"《太素经》曰："天不足西北，故西方阴也，而人右耳目不如左明也；地不满东南，故东方阳也，人左手足不如右强也。"又云："东方阳也，其精并上，故上明而下虚，故使耳目聪明，而手足不便也。"

焦原溉雾，病源本风。

《存真图》曰："扁鹊云：焦，原也，为水谷之道路，气之所终始也。上焦主出阳气，温于皮肤、分肉之间，若雾露之溉焉。"《太素经》曰："三焦行原气，经营五脏六腑，故三焦者，原气之别使也。"又云："原气者，三焦之尊号。"《外台秘要》云："风为百病之长，邪贼之根，一切众病悉因风而起也。"

日月既短，古今不同。

《千金方》曰："或曰，古人用药至少，分两亦轻，瘥病极多。观君处方，非不烦重，分两亦多，而瘥病不及古人者，何也？答曰：古者日月长远，药在土中自养，经久气味真实。百姓少欲，禀气中和，感病轻微，易为医。今时日月短促，药力轻虚。人多巧诈，感病厚重，难以为医，故病轻药味须少，病重用药即多。此则医之一隅，何足怪也。"

动象六腑，回会九宫。

天动，地静也。六腑者，胃、大肠、小肠、胆、膀胱、三焦也，运动出入。《太素经》曰："脏者为阴，腑为阳。肝、心、脾、肺、肾，五脏皆为阴。腑为阳，胆、胃、大肠、小肠、三焦、膀胱，六腑皆为阳。"又云："六腑者，天气之所生也，其气象天气，故泻而不藏。"又云："人亦以九九制会。"杨上善曰："九谓九宫也。九九者，一宫之中，复有九宫。"今按：九宫者，叶蛰宫冬至大刚风、天留宫立春凶风、仓门宫春分婴儿风、阴洛宫立夏弱风、上天宫夏至大弱风、玄委宫立秋谋风、仓果宫秋分刚风、新洛宫立冬折风、招摇宫中州，是也。每一宫五日，五九四十五日，太一游行之宫也。见《太素经》并《针灸经》等。

下床星步，制禄岁终。

《孙真人养生铭》曰："平明欲起时，下床先左脚。一日无灾殃，去邪兼避恶。如能七星步，令人长寿乐。"《周礼》："医师掌医之政令，凡有疾病者，分而治之，岁终则稽其医事以制其食。"注云："食，禄也。"

春令凉餐，夏教寒庸。

《活人书》曰："阳根于阴，阴本于阳。无阴则阳无以生，无阳则阴无以化。是故春时气温，当将理以凉；夏月盛热，当食以寒，君子扶阴气以养阳之时也。世人以为阴气在内，乃抑以热药，而成疟利脓血者多矣。"《素问》云："春夏养阳。"注云："春食凉，夏食寒，以养阳。"

温乃叶秋，热乃扶冬。

《活人书》曰："秋时气凉，当消息以温；冬时严寒，当食以热。君子扶阳气以养阴之时也。世人以为阳气在内，乃抑以凉药，而成吐利腹痛者多矣。"《素问》云："秋冬养阳。"注云："秋食温，冬食热，以养于阴。"《八十一难经》曰："损其脾者，调其饮食，适其寒温。"注云："适其寒温"者，启玄子谓"春凉食，夏冷食，秋温食，冬热食也"。

随时慧甚，追季宣壅。

《太素经》曰："病在肝者，平旦慧，下晡甚，夜半静；病在心，日中慧，夜半甚，平旦静；病在脾，日昳慧，平旦甚，下晡静；病在肺，下晡慧，夜半静，日中甚；病在肾，夜半慧，日乘四季甚日乘四季，土时也，下晡静。"注云："慧，醒了也。平旦，肝王，晡时金克，夜半受生，故为静自余藏故云。"《本事方》曰："壅疾，脚气也，发二三月，盛五六月，衰七八月。春夏阳气上，故壅疾发，宣疾愈。宣疾，消渴也，发七八月，盛十一月十二月，衰二三月。秋冬阳气下，故宣疾发，则壅疾愈。"

临于云远，禀因天共。

《太素经》曰："黄帝曰：呜呼远哉！闵闵乎若视深渊，若迎浮云。视深渊尚可测，迎浮云莫知其际。"注曰："术意妙望之无终始，譬之浮云，莫知其际也。"又曰："自古通天者，生之本也。"又云："善言天者，必质于人；善言人者，必本于天。"

张虹霓现，凝霜雪封。

孙思邈曰："天有四时五行，日月相推，寒暑迭代，其转运也。和而为雨，怒而为风，散而为露，乱而为雾，凝而为霜雪，张而为虹霓，此天之常数也。"

菱背影冷，芡向光逢。

《医说》曰："舒州医人李惟熙，善论物理，云：菱、芡皆水物。菱寒而芡暖者，菱花开背日，芡花开向日，故也。"

仓廪充盈，闾里弘深。

《太素经》曰："脾胃者，仓廪之官也，藏五味出矣。"注曰："脾为脏，胃为腑，腑贮五谷，脾藏五味，即为一官。阴阳共成五味，资彼五脏以奉生身也。"又曰："胃者，大仓也。胃之五窍者，闾里门户也。"

四渎转导，五窍决拔。

《太素经》曰："小肠、大肠、广肠、膀胱，以此四腑为四渎。四渎者，江、河、淮、济也。此四渎流入海。"《太素经》曰："胃之五窍者，闾里门户也。咽、胃、大肠、小肠、膀胱，为五窍。"

脉谷流注，络①溪溢丽。

《太素经》杨上善注曰："小曰溪，大曰谷，溪谷皆流水处也，故十二经脉名为大谷，三百六十五络①名曰小溪。"《太平御览》曰："无水曰谷，有水曰溪。"

足则地方，脚履湿痹。

《太素经》曰："天圆地方，故人头圆足方以应

---

① 络：原书为"胳"。

之。"《千金方》曰："心、肺二脏，经络所起在手十指；肝、肾、脾三脏，经脉所起在足十指。夫风毒之气，皆起于地。地之寒暑风湿，皆作蒸气，足常履之，所以风毒之中人也，必先中脚，久而不瘥。"《病源论》曰："风寒湿气杂至，合而成痹。病在阳曰风，在阴曰痹。"

沟渠图设，泇泲冒瘕。

《明堂经》曰："圣人图写人之血气行处，说十二经脉沟渠，以备血流行。"《太素经》杨上善注曰："泇，谓毛孔也。水逆流，曰泲，谓邪气也。邪气入于腠理时，如水逆流于泇也。"

经隧急塞，机关仅支。

《太素经》曰："经隧者，五脏六腑之大络也，迎而夺之矣。"注曰："大络谓是五脏六腑十五别走大络，是十二经阴阳相通大道者也。隧，道也。"《太素经》杨上善注曰："八虚者，两肘、两腋、两髀、两腘，此云处虚，故曰八虚，以其虚故真邪二气留过，故为机关之室也。真过则机关动利，邪留则不得屈伸。"

入国问俗，拜庙贵师。

《太素经》曰："黄帝曰：顺之奈何？岐伯曰：入

国问俗，入家问讳，上堂问礼，临病人问所便。"《医说》曰："天圣中仁宗不豫，国医进药，久未效。或荐许希善用针者，召便治之，三针而疾愈，所谓兴龙穴是也。仁宗大喜，遽命官之，赐予甚厚。希既谢上，复西北再拜。仁宗怪问之。希曰：臣师扁鹊庙所在也。仁宗嘉之。是时孔子之后，久失封爵，故颜太初作《许希》诗以讽之。于是诏访孔子四十七代孙，袭封文宣王。"

游寿域遐，睹明堂基。

《太素经》曰："黄帝曰：人之寿百岁而死者，何以致之？岐伯曰：使道隧以长，基墙高以方。"注曰："鼻之明堂，墙基高大方正为寿。""黄帝曰：其不能终寿而死者，何如？岐伯曰：使道不长，空外以张，喘息暴疾，又卑基墙。"注曰："鼻之明堂，基墙卑下为夭。"

觅道崆峒，受术峨眉。

《医说》曰："黄帝，有熊氏少典之子，姬姓也，役使百灵，可谓天授自然之体也。犹不能坐而得道，故以地黄元年正月甲子，将游名山以求神仙。时方明力牧从焉，适崆峒而问广成子，受以自然经。造峨眉山，并会地黄君，受以真一经。"

隔垣彻视，立坛祝毗。

《史记·扁鹊传》曰："扁鹊，姓秦氏，名越人。少时为人舍长①。舍客长桑君过，扁鹊独奇之，常谨遇之。长桑君亦知扁鹊非常人也。出入十余年，乃呼扁鹊私坐。闲与语曰：'我有禁方，年老，欲传与公，公毋泄。'扁鹊曰：'敬诺。'乃出其怀中药，予扁鹊：'饮是以上池之水，三十日当知物矣。'乃悉取其禁方书，尽与扁鹊，忽然不见，殆非人也。扁鹊以其言饮药三十日，视见垣一方人。以此视病，尽见五脏症结。"《太平广记》曰："陈寨者，泉州晋江巫也，善禁祝之术。为人治疾，多愈者。有漳州逆旅苏猛，其子病狂，人莫能疗，乃往请陈。陈至，苏氏子见之，戟手大骂。寨曰：'此疾入心矣。'乃立坛于堂中，诫曰：'无得窃视。'至夜乃取苏氏子劈为两片，悬堂之东壁，其心悬北檐下。寨方在堂中作法，所悬之心，遂为犬食。寨求之不得，惊惧，乃持刀宛转于地，出门而去。主人弗知，谓其作法耳。食顷，乃持心而入，内于病者之腹，被发连叱其腹，遂合，苏氏子既寤。"

---

① 舍长：供客人食宿的馆舍的主管人。

猎络野疏，渴穿井迟。

《太平广记》云："许裔宗，名医若神。人谓之曰：'何不著书，以贻将来？'裔宗曰：'医乃意也，在人思虑。又脉候幽玄，甚难别。意之所解，口莫能宣。古之名手，唯是别脉。脉既精别，然后识病。病之于药，有正相当者。唯须用一味直攻彼病，即立可愈。今不能别脉，莫识病源，以情亿度，多安药味。譬之于猎，不知兔处，多发人马，空广遮围。或冀一人偶然逢也。以此疗病，不亦疏矣？①脉之深趣，既不可言，故不能著述。'"《太素经》曰："圣人不治已病治未病，不治已乱治未乱。夫病已成形而后药之，乱成而后治之，譬犹渴而穿井，斗而铸兵，不已晚乎？"

惑近女室，祷谒灵祠。

《医说》曰："医和者，春秋时秦国人。晋侯有病，求医于秦伯。伯使医和视之。曰：'疾不可为也，是谓近女室。疾蛊，非鬼非食。惑以志之，良臣将死，天命不佑。'赵孟曰：'良医也。'厚其礼而归之。"《选奇方》曰："昔文正公尝谒灵祠。祝之曰：'达则愿为

---

① 譬之于猎……不亦疏乎：原书为："譬猎不知兔，广络原野。冀一人获之，术亦疏矣。"据《太平广记》改为现文。

贤相，穷则愿为良医。'公之济世利物，盖不以穷达异其心也。"

以草为众，聚药有诸。

《本草释》曰："药之众者，莫过于草，故举众者而言之本草。"

炎皇先尝，雷公后书。

炎皇，神农氏也。《淮南子》曰："神农始尝百草之滋味，当此之时，一日而七十毒。"《世本》曰："神农和药济人，则百药自神农始也。"《医说》曰："雷公者，黄帝时臣也。"陶弘景《本草·序》曰："轩辕以前，文字未传。至如六爻指垂，画像稼穑，即事成迹。至于药性所主，当以识识相因，不尔者何由得闻。至桐雷，乃著在篇简。"

君臣配隶，佐使备储。

《新修本草》曰："上药一百二十种，为君，主养命以应天，无毒，久服不伤人；中药一百二十种，为臣，主养性以应人，无毒有毒；下药一百二十五种，为佐使，主疗病以应地，多毒。"

根茎咸萃，花实岂除。

《新修本草》曰："上禀神规，下询众议。普颁天下，营求药物。羽毛鳞介，无远不臻。根茎花实，有名咸萃。"

唤召各答，势力悉摅。

《桐君录》①曰："神农氏乃作赭鞭、钩制，从六阴阳与太一（乙），升五岳。四渎土地所生，草、木、石、骨、肉、虫、皮、毛，万种千类皆鞭问之。则检其能主治，当其五温冷，故甘草先被呼问，附子后见将岳。众药皆诣，各记所能。"《本草抄义》曰："桐君乘绛云之车，唤诸药精，悉遣述其功能。因则附口录之，呼为《桐君药录》。"

楸叶混梓，椿木纷樗。

《证类本草》曰："梓……似桐而叶小，花紫。"陆机曰："梓者，楸之疏理，白色而生子者为梓，梓实桐皮曰椅，大同而小别也。"椿，荷②名津波几令。按：波之是也。《证类本草》曰："椿、樗，二木形，干大抵桐类。但椿木实而叶香可啖，樗木疏而气臭。北人呼樗为山椿，江东人呼为鬼目，叶脱处有痕如眼

---

① 《桐君录》：本书的撰写年代应不晚于秦汉时期，已佚。本书的全称为《桐君采药录》，简称有《桐君录》《桐君药录》《采药录》《桐君》等。

② 荷：荷兰。国家名。

目，最为无用。庄子所谓'吾有大木，人谓之樗。其本拥肿不中绳墨，小枝曲拳不中规矩'立于途，匠者不顾是也。亦类漆。"

茵芋华细，踯躅苗殊。

茵芋，荷名于加津津之私。按：问势保是也。《证类本草》曰："茵芋茎叶，形如莽草而细软。苗高三四尺，四月开细白花，五月结实。"踯躅，荷名伊波津津之。《证类本草》曰："三月采花，其苗树生高三四尺，叶似桃叶，花黄似瓜花。夏开花似陵霄、山石榴，而正黄。今岭南、蜀道山谷遍生，皆深红色如锦绣，或云此种不入药用也。"

庭槐宵炕，篱槿夕枯。

《证类本草》曰："槐叶，昼聂宵炕。"又云："槐叶，昼合夜开者，别名守宫槐。聂，合也。炕，张也。"槿，荷名阿佐加保私。按：年久毛是也。

禁痈移柳，听音缚枭。

《医说》曰："《南史》曰：薛伯宗善徙痈。公孙秦患发背，伯宗为气封之，徙置斋①前柳树上。明日而

---

① 斋：屋舍，常指书房、学舍、饭店或商店。

痛消，树边便起一瘤，如拳大，稍稍长，二十余日，瘤大脓烂，出黄赤汁升余，树为之痿损。"又曰："徐熙，字秋夫，为射阳令。尝有鬼呻吟，声甚凄苦。秋夫问曰：'汝是鬼也，何所须？'鬼曰：'我姓斛斯，家在东阳，患腰痛而死。虽为鬼，疼痛犹不可忍，闻君术，愿见救济。'秋夫曰：'汝是鬼无形，云何措治？'鬼曰：'君但缚刍作人，按孔穴针之。'秋夫如其言，为针四处，又针肩井三处，设祭而埋之。明日见一人来谢，曰：'蒙君疗疾，复为设祭。除饥解疾，感惠实多。'忽然不见，当代伏其通灵。"

走献荔枝，攀插茱萸。

《本草》曰："荔枝味甘，益人颜色，生岭南及巴中。树高一二丈，草青阴，凌冬不凋。形如松子大壳，朱若红罗纹，肉青白若水精，甘美如蜜，四五月熟。"又曰："一日色变，二日味变，三日色味俱变。"《唐书·杨贵妃传》曰："妃嗜荔枝，必欲生致之，乃置骑传送，走数千里，味未变已至京师。"《本草》曰："吴茱萸味辛，叶似椿而阔厚，紫色，九月九日采实。"《风土记》曰："俗尚九月九日谓为上九，茱萸到此日气烈色赤，可折其房以插头，云辟恶气御冬。"

桂贡湘州，蒟输番禺。

《本草》曰："齐武帝时，湘州得桂树以植芳林苑中。陶隐居，虽是梁武帝时人，实生自宋孝武建元三年。历齐为诸王侍读，故得见此树。"又曰："蒟酱味辛，《蜀都赋》所谓'流味于番禺'者，蔓生，叶似王瓜而厚大。昔汉武使唐蒙晓谕南越，南越食蒙以蒟酱。蒙问所从来，答曰：'西北牂牁①，江广数里，出番禺城下。'武帝感之，于是开牂牁越嵩也。"

菊灰洒蛙，蓝汁煞蛛。

《本草》②曰："《周礼·掌蝈氏》：'去蛙黾，焚牡菊，灰洒之，则死。'牡菊，无花菊也。"又曰："昔张荐员外在剑南，为张延赏判官，忽被斑蜘蛛咬项上。一宿，咬处有二道赤色，细如箸，绕项上，从胸下至心经。两宿，头面肿疼如数升碗大，肚渐肿，几至不救。张相素重荐，因出家财五百千，并荐家财又数百千，募能疗者。忽一人应召，云可治。张相初甚不信，欲验其方，遂令目前合药。其人云：'不惜方，当疗人性命耳。'遂取大蓝汁一瓷碗，取蜘蛛投之蓝汁，良久，方出得汁中，甚困不能动。又，别捣蓝汁，加麝香末，更取蜘蛛投之，至汁而死。又，更取蓝汁、麝

---

① 牂［zāng］牁［kē］：牂牁，主要指北盘江上游一带，得名于贵州古代有名的牂牁国。位于贵州省六枝特区西部，距六盘水市 50 公里，系珠江流域。

② 《本草》：指《证类本草》。

香，复加雄黄和之，更取一蜘蛛投汁中，随化为水。张相及诸人甚异之。遂令点于咬处，两日内悉平愈。"

钩鹎攘城，车螯喷台。

《本草》曰："钩鹎入城城空，入宅宅空，怪鸟也。常在一处则无害①。若闻其声如笑者，宜速去之。鸟似鸥有角，夜飞昼伏。"又曰："车螯是大蛤也，一名蜄，能吐气为楼台，河中春夏间依约岛溆，常有此气。"

遗驱獭誉，遭啖蟛灾。

《医说》曰："宋人王纂，海陵人也，少习经方，尤精针石，远近知其盛名。宋元嘉中，县人张方女，日暮宿广陵庙门下，夜有物假作其婿来，女因被魅惑而病，纂为治之。始下一针，有獭从女被内走出，病因而愈。"又曰："蔡谟，字道明，素以儒道自达，治莅知名，性有道风，耽尚医术，常览本草经方，手不释卷。及授扬州刺史，将之任，渡江食蟹，误中蟛蜞毒，殆死。叹曰：读《尔雅》不熟，为劝学所误焉。"

发瘕化蛊，腹胀降蛔。

《本草衍义》曰："唐·甄立言仕为太常丞，善医

① 害：原脱，据《本草纲目》补。

术。有道人心腹懑烦，弥二岁。诊曰：'腹有蛊，误食发而然。'令饵雄黄一剂，少选，吐一蛇如拇，无目，烧之有发气，乃愈。"《太平广记》曰："徐嗣伯，字德绍，精医术。秣陵人张景，年十五，腹胀面黄，众医不疗，以问嗣伯。嗣伯曰：'此石蛔耳，当以死人枕，煮服之。'依语煮枕以服之，得大利。蛔虫头坚如石者五六升许，病即瘥。"

鹈鹕裹袋，鹦鹉酌杯。

《本草》曰："鹈鹕大如苍鹅，颐下有皮袋，容二升物，展缩自由，袋中盛水以养鱼。一名逃河，身是水沫，唯胸前有两块肉，如拳。云昔为人窃肉入河，化为此鸟，今犹有肉。"又曰："甲香出南海，海蠃之掩也。凡蠃之类亦多。鹦鹉蠃形似鹦鹉头，并堪酒杯者。"

奇雀出睑，忌鱼无鳃。

《医说》曰："金州防御使崔尧封，有亲外甥李言吉者，左目上睑忽痒，而生一小疮，渐大长如鸭卵，其根如弦，恒压其目不能开。尧封每患之，他日饮之酒，令大醉，遂剖去之，言吉不知觉也。赘既破，中有黄雀鸣噪而去。"《太平广记》曰："荆人道士王彦伯，天性善医，尤别脉，断人生死寿夭，百不瘥一。

裴胄尚书有子，忽暴中病，众医拱手。或说彦伯，遽迎使视之。候脉良久，曰都无疾，乃煮散数味入口而愈。裴问其状。彦伯曰：'中无鳃鱼毒也。'其子实因鲙得病。裴初不信，乃鲙、鲤鱼无鳃者，令左右食之，其病同，始大惊异焉。"

生香刳麝，姑获取孩。

《新修本草·序例》云："刳麝剌犀，驱泄邪恶。"《本草》"麝香"条云："有生香夏麝食蛇虫多，至寒则香满，入春急痛，自以爪剔出之，落处远近草木皆焦黄，此极难得。"又云："姑获能收人魂魄。今人一云乳母鸟，言产妇死，变化作之，能取人之子以为己子。胸前有两乳，衣毛为鸟，脱衣为女。"《明堂经》杨上善注曰："小儿知笑曰孩，未笑之前曰婴，故以小儿为孩。"

按龟训业，放鹿感仁。

《太素经》曰："手毒者，可使试按龟。置龟于器之下，而按其上，五十日而死矣。甘手者，复生如故。"注云："毒手按器而龟可死，甘手按之而龟可生。但可适能而用之，不可知其所以然也。"《医说》曰："玄俗者，莫知其姓字也，自言河间人，恒食巴豆、云母，卖药于都市，为人治病。河间王买药服之，下蛇十余头。王问其病源，俗云：王病乃六世余殃，非王所知也。缘王常放乳鹿，仁感天心，故遭俗尔。王欲以女妻之，俗夜去，不知所之。"

乘驳延龄，鞭羊养身。

《病源论》曰："封君达乘青牛，鲁女生乘驳牛，孟子绰乘驳马，尹公度乘青骡。驳牛马上，青牛次之，驳马又次也。三色者，顺生之气也。故云青牛者，乃柏木之精。驳牛者，古之神宗之先。驳马者，乃神龙之祖也。道士乘此以行于路，万物之恶精，疫气之厉鬼，长揖之。"庄子曰："善养生者，若牧羊者然，视其后者而鞭之。鲁有单豹者，岩居而水饮，不与民共利，行年七十，而犹有婴儿之色。不幸遇饿虎，饿虎杀而食之。有张毅者，高门悬薄，无不趋也。行年四十而有内热之病以死。豹养其内，而虎食其外。毅养其外，而病攻其内。此二子者，皆不鞭其后者也。鞭其后者，去其不及也。"

遇犀濯角，活鸩戮鳞。

《太平广记》曰："鸩鸟食之处，即有犀牛。犀牛不濯角，其水物食之必死。"

蛇毒累年，狐疝待晨。

《太平广记》曰："郎中颜燧者，家有一女，常觉心肝有物唼食，痛苦不可忍。累年后瘦瘁，皮骨相连，胫如枯木。偶闻有善医者，于市中聚众甚多，着疗此病。颜试召之，医生见曰：此是蛇蛊也，立可出之。于是先令炽炭一二十斤，然后以药饵之。良久，医工秉小钤子于傍。于时觉咽喉间有物动者，死而复苏。少顷，令开口，钳出一蛇子，长五七寸，急投于炽炭中燔之，蟠蛇屈曲，移时而成烬，其臭气彻于亲邻。自是疾平，永无吃心之苦耳。"《太素经》杨上善注曰："小腹痛，大小便难曰疝。疝有多种，此为狐疝，谓狐夜时不得小便，少腹处痛，日出方得，人亦如此，因名狐疝。"

鳗黎绝瘦，鹕鲦成嗔。

《太平广记》曰："瓜村有渔人妻，得劳瘦疾。转相染著，死者数人。或云：'取病者，生钉棺中弃之，其病可绝。'顷已，其女病，即生钉棺中，流之于江。至金山，有渔人见而异之，引之至岸，开视之，见子犹活，因取置渔舍，多得鳗黎鱼以食之，久之病愈。遂为渔人之妻，今尚无恙。"《证类本草》同之。《本草》曰："鹕鲦鱼以物触之即嗔，腹如气球，腹白，背有赤道如印。"

鲇口小青，狸气馨匀。

鲇，奴兼反，荷名阿由今。按：奈摩津是也。郭知玄云："青黄色，无鳞，大口尾薄。"孙愐云："无鳞而滑。"《本草》曰："鮧鱼即鳀也。"又曰："鮧鱼，一名鲇鱼，一名鳀鱼。有三种，口腹俱大者名鱯，背青而口小者名鮧，口小背黄腹白者名鮠，一名河狗。"又云："大首方口，背青黑，多涎也。狸，荷名多多毛。今按：称古是也。"《帝范》曰："捕鼠之狸，不可令之搏兽。"《本草》曰："狸，一名猫也。南方有一种香狸，人以作鲙，甚香，微有麝气。"

学医谓孝，疗父报恩。

《外台秘要方》曰："齐梁之间，不明医术者，不得为孝子。"《产育保庆方》曰："古人谓，为人子而不学医者，为不孝。则有方论而不传于世者，岂可谓之仁哉？"《晋书》曰："殷仲堪，陈郡人。父病积年，衣不解带。躬学医方，究其精妙。"

求仙服术，宜男佩萱。

《本草》曰："求草者，山之精也，结阴阳之精气，服之令人长生。绝谷，致神仙。"《抱朴子·内篇》曰："南阳文氏值乱，逃壶山中，饥欲死。有一人教之食术，遂不饥。数十年乃还乡里，颜色更少，气力转胜。"又曰："萱草，一名鹿葱，花名宜男。"《风土记》曰："怀妊妇人，佩其花，生男也。"

恨忘却老，谏打曾孙。

《大清经》曰："昔有一人，因使向西道行。会一小妇打一老公，年八九十岁许。使者怪而问之，'妇人对曰：此是我儿之曾孙，而家有良药，吾教遣服之，而不肯服，老病年至，不能行来，故打令服药耳。'使者下车长跪而问云：'妇人年几何？'妇人对曰：'吾年三百七十三岁。'使者：'可得知不？'妇人曰：'此药一种有四名，像于四时，春名天精，夏名枸杞，秋名却老，冬名地骨。'"

难治群僚，况亦至尊。

《医说》曰："黄帝燕坐，召雷公而问曰：'子知医之道乎？'雷公曰：'诵而颇能解，解而未能别，别而未能明，明而未能彰。足以治群僚，不足以治侯王。'"

罔讯他咎，莫信巫言。

《千金方》曰："夫为医之法，不得多语调笑，谈谑喧哗，道说是非，议论人物，衒燿声名，訾毁诸医，自矜己德。偶然治瘥一病，即昂头戴面，而有自许之貌，谓天下无双，此医人之膏肓也。"《新修本草》曰："仓公有言曰：病不肯服药，一死也；信巫不信医，二

— **63** —

死也。"

佛来肿瘘，巧解意存。

《太平广记》曰："有范光禄者，得病腹脚并肿，不能饮食。忽有一人不自通名，径入斋中，坐于光禄之侧。光禄谓曰：'先不识君，哪得见诣？'答云：'佛使我来理君病也。'光禄遂发衣示之。因以刀针肿上，倏忽之间，顿针两脚及膀胱百余下，出脓水三升许而去。至明并无针伤，而患渐愈。"《后汉书·郭玉传》云："玉云：'医之为言，意也。腠理至微，随气用巧，针石之间，毫芒即乖。神存于心手之际，可得解而不可得言也。'"

射利鬼恶，段氏命殚。

《本事方》曰："古人以此救人，故天畀其道，使普惠含灵。后人以此射利，故天啬其术，而不轻畀。"《医说》曰："宜兴段承务，医术精高，然贪顾财贿，非大势力者不能屈致。翟忠惠公居常熟，欲见之不可。诿平江守梁尚书邀之，始来。既回平江，适一富人病，来谒医。段曰：'此病不过汤药数剂可疗，然非五百千为谢不可。'其家始许半酬，拂衣去。竟从其请，别奉银五十两为药资。段求益至百两，乃出药为治。数日愈，所获西归。中途夜梦一朱衣曰：'上帝以尔为医，而厚取贿赂，殊无济物之心。'命杖脊二十，遂敕左右捽而鞭之。既寤，觉脊痛，呼仆视之，捶痕宛然。还家未几而死。"

救物神佑，许叔名残。

《千金方》曰："老子曰：'人行阳德，人自报之；人行阴德，鬼神报之。'所以医人不得恃己所长，专心经略财物。但作救苦之心，于冥道中自感多福耳。"《医说》曰："许叔微少尝以登科为祷。一夕梦神告曰：'汝欲登科，须凭阴德。'叔微自念家贫无力，唯医乃可，于是精意方书，久乃通妙。人无高下，皆急赴之。既而所活愈多，声名益著。复梦其神，受以一诗曰：'药有阴功，陈楼间处；堂上呼卢，喝六作五。'是年登第六名进士第，上一名陈祖言，下一名楼材。及注门，用升甲思如第五名，授职官以归。与诗中之言，无一字差。此则济人之病急者也。"

将军靡谋，士卒弗安。

《五行大义》曰："肝者，为将军之官，谋虑出者，本性仁。仁者，必能深思远虑，恒欲利安万物。将军为行兵之主，必以谋虑为先。故兵书曰：兵以仁举则无从得之，以仁分则无不悦。"又曰："将无谋则士卒忧，将无虑则士卒去。故肝为将军，出谋虑也。"

郡守催怒，岩隐赠官。

《华佗传》曰："有一郡守笃病久，佗以为盛怒则瘥，乃多受其贷而不加功，无何弃去，又留书骂之。太守果大怒，令人追杀佗，不及。因瞋恚，吐黑血数升而愈。"《本草新注》曰："草阳陶隐居，齐孝武帝永明十一年壬申，岁三十有六，脱朝服挂神虎门，去栖中第山岩岭。"《太平广记》曰："梁大同二年，丙辰岁三月十二日告化，时八十一，颜色不变，屈伸如常，屋中香气，积日不散。唐天宝元年追赠金紫光禄大夫。"

曹吏误针，勇者冲冠。

《三国志》曰："督邮徐毅得病，华佗往省之。毅谓佗曰：'昨使医曹吏刘祖针胃管讫，便苦咳嗽，欲卧不安。'佗曰：'刺不得胃管，误中肝也。'食当日减，五日不救，如佗言。"《太素经》曰："勇士怒，则气盛而胸张。肝举而胆横，眦裂而目扬，毛起而面苍。"注曰："发上冲冠，则毛起之验也。肝气盛面，故怒色之气青。"

寡妇异想，姝妙慎看。

《新修本草》曰："褚澄疗寡妇、尼僧异乎妻、妾，此是其性怀之所致也。"《新注》曰："寡妇虽无房室之劳，有思想之志，用药与妻、妾有异也。尼僧循心法道，定意归禅，则无思虑、色欲之事，精神内守，所用药不得与俗人同也。"《千金方》曰："凡见姝妙美女，慎勿熟视而爱之，此当是魅魅之物，勿令人深爱也。无问空山旷野，稠人广众，皆亦如之。"

心肺高处，肝胆附连。

《存真图》曰："肺为诸脏之上，盖脏真高于肺。"又曰："心为身之君，以肺为上盖，故心在肺下。"《太素经》曰："鬲肓之上，中有父母。"注曰："心为阳父也，肺为阴母也，故曰高处也。"《明堂经》曰："肝合胆，肝之府也，胆在肝叶门下，重三两三铢，故云附连也。"

脾味傍灌，肾脏双悬。

《太素经》曰："脾脏，五味出矣。"注曰："脾成五味，资彼五脏以奉生身也。"又曰："脾者，土也，孤脏以灌四傍者也。"注曰："孤，尊独也。五行之中，土独为尊，以王四季。脾为土也，其味甘淡，为酸苦辛咸味液，滋灌四傍之脏。"《太素经》杨上善注曰："人肾有二，左者为肾，右者为命门。命门者，精之所舍也。"

呼吸畅喉，饮食通咽。

《明堂经》杨上善注曰："喉，通气之路也。"《存真图》曰："喉咙，喘息之道，其中空长，可以通气。"《明堂经》杨上善注曰："咽者，通饮食也。"《八十一难经》曰："咽门至胃，长一尺六寸，为胃之系也。"

胃大围纳，肠长绕传。

《明堂经》曰："胃者，五谷之府，长二尺六寸，大一尺五寸，径五寸，横屈，受三斗。"《难经》杨玄操曰："胃者，围也。围受食物也。"肠者，大肠、小肠也。《明堂经》曰："小肠长三丈二尺，受一斗三合，合之大半。"《太素经》杨上善注曰："小肠从胃受水谷，已传与大肠，即化物出。"《明堂经》曰："大肠回运环反十六曲，长二丈一尺，受一斗七升，升之半。"《太素经》曰："大肠者，传道之官也。"注曰："大肠受小肠糟粕。胃中若实，传其糟粕令下，去故纳新。"

膀胱横广，津液敛圆。

《明堂经》曰："膀胱，肾之府也，津液之府也，盛溺九升九合。"《八十一难经》杨玄操曰："膀，横也；胱，广也。言其体短而横广。"

颞颥响颐，臂臑寄肩。

《明堂经》曰："脑孔穴，一名颞颥。"注曰："顶骨相接之处，每鼓颔则颞颥，然而动故以为名。"又曰："臂臑穴，在肘上七寸。"注曰："肩下肘上，胭肉高处，谓之臑也。胭肉在臂，故曰臂臑。"

颃颡朗达，怫忾克调。

《太素经》曰："喉咙上孔，名曰颃颡。"注曰："颃颡悬雍边，双孔通鼻者，是气之上下，二鼻孔中此分也。"又曰："怫忾，气盛满貌也。"

脏伤七情，血泄三焦。

《三因方》曰："喜、怒、忧、思、悲、恐、惊，谓之七气，又谓七情。喜伤心，怒伤肝，忧伤肺，思伤脾，悲伤心包，恐伤肾，惊伤胆。"《太素经》曰："何谓血？岐伯曰：中焦受血于汁，变化赤是谓血。"注曰："五谷精汁，在于中焦。"注："手太阴脉中，变赤循脉而行，以奉生身。"

耳目谁察，声色孰昭。

《千金方》曰："五脏六腑之盈虚，血脉营卫之通塞，固非耳目之所察，必诊脉以审之。"又曰："上医听声，中医察色，下医诊脉。" 《八十一难经》曰：
"望而知之者，谓之神；闻而知之者，谓之圣。望而知
之者，望见其五色以知其病。闻而知之者，闻其五音
以别其病。"

怠皮肤微，及骨髓夭。

《扁鹊传》曰："扁鹊过齐，初见桓侯曰：'君有
疾。'公不应。又见之，曰：'君有病，乃可治之。'公
曰：'欲治无病之人，以求其功。'后又见公，越人便
走。数日病发，召越人。越人曰：'初见君，病在皮
肤，针灸所及。再见君，病在血脉，汤药所及。今见
君，病入骨髓，司命亦无所奈何。'"《新修本草》曰：
"桓侯怠皮肤之微，致骨髓之痼。"

折肱致功，截捐匪要。

《新修本草》曰："医不三代，不服其药。九折臂
乃成良医。"《圣惠方》曰："有疽生于指上，疗者于
后节截去之。"《传》曰："卢淳有截指之效，静而思
之，非良法也。何者？夫疗痈疽，未精辨识，一概施
之。施之以针艾，用之铍割，为毒则剧，保效诚难。
刘涓、卢扁之流，虽擅名于前，审理趣亦未得全
通也。"

拔刃脑开，投枪症消。

《太平广记》曰："江淮州郡，火令最岩，犯者无赦。盖多竹屋，或不慎之，动则千百间立成煨烬。高骈镇淮扬之岁，有术士之家，延火烧数千户。主者录之，即付于法。临刃，谓监刑者曰：'某之愆尤，一死何以塞责？然某有薄技，可以传授一人，俾其救济后人，死无所恨矣。'时骈延待方术之士，恒如饥渴。监刑者即缓之，驰白于骈。骈召入，亲问之。曰：'某无他术，唯善医大风。'骈曰：'何以核之。'对曰：'但于福田院选一最剧者，可以试之。'遂如言。乃置患者于疗室中，饮以乳香酒数升，则懵然无知，以利刃开其脑缝。挑出虫可盈掬，长仅二寸。然以膏药封疮，别与药服之，而更节其饮食，动息之候。旬余，疮尽愈。才一月，眉鬓已生，肌肉光浮，如不患者。骈礼术士为上客。"又曰："后汉末，有人得心腹瘕病，昼夜切痛，临终，敕其子曰：'吾气绝后，可割视之。'其子不忍违言，剖之，得一铜枪，容若合许。后华佗闻其病而解之，因出巾箱中药以投枪，枪即成酒焉。"

十全欲施，八能巨包。

《八十一难经》曰："上工者，十全九。中工者，十全八。下工者，十全六。"《周礼》云："十全为上，十失一次之，十失二次之，十失三次之，十失四为下。"《太素经》曰："雷公问黄帝曰：'《针论》曰："得其人乃传，非其人勿言。"何以知其可传?'黄帝曰：'各得其人，任之其能，故能明其事。第一明人，第二聪听人，第三智辩人，第四静慧人，第五调柔人，第六口苦人，第七毒手人，第八甘手人，谓之八能。'"

阿是用灸，试验勿嘲。

《千金方》曰："吴蜀多行灸法，有阿是之法。言人有病痛，即令捏其上。若里当其处，不问孔穴，即得便快。成痛处即云阿是，皆验。"《新修本草》曰："或田舍试验之法，殊域异识之术。如藕皮散血，起自庖人；牵牛逐水，近出野老；面店蒜齑，乃下蛇之药；路边地菘，为金疮所秘。"

富谨持满，饱诫接交。

《太素经》杨上善注曰："夫满者易倾。今富而溢贵而骄者，不知持满。"《养生要集》云："交接尤禁醉饱，大忌也，损人百倍。"又曰："已饱勿房，已房勿饱。"又曰："夜饱满不泄精，令人成百病。"

起居适度，爱憎可抛。

《太素经》曰："起居有度。"注曰："男女劳逸，进退动静，皆依度数。"《素问》曰："春三月，夜卧早起。夏三月，夜卧早起，勿厌于日。秋三月，早卧早起，与鸡俱兴。冬三月，早卧晚起，必待日光。"《千金方》云："凡心有所爱。不用深爱，心有所憎，不用深憎，并皆损性伤神。亦不用深赞，亦不用深毁，常须运心于物平等。如觉偏颇，寻以正之。"

好其真散，醉厥性淆。

《太素经》曰："以好散其真。"注曰："情有所好，必忘善恶。人真善恶之真善恶莫定，即真知散。"又曰："醉酒者，神昏性浊，经络皆盛，腠理皆开。"

愤忧消酒，俭啬进肴。

《搜神记》曰："汉武帝游于函谷关，有物当道，身长数丈，其状像牛，青眼而曜，有泣声，数千人许也。帝大惧，问于东方朔。东方朔曰：尝秦与赵相战于此地也。秦将白起，欺坑赵军四十余万也，此其灵也。夫消愤忧者，能酒耳。愿以酒十斛灌之。武帝如言，当道者忽然而不见，又泣声不闻。《千金方》曰：关中土地俗好俭啬，厨膳肴羞，不过菹酱而已。其人少病而寿，江南岭表，其处饶足，海陆鲑肴，无所不备，土俗多疾，而人早夭。"

盛衰早变，懈惰奚逃。

《太素经》曰："丈夫年八岁，肾气实，发长齿更。二八肾气盛，天癸至，精气溢泻，阴阳和，故能有子。三八肾气平均，筋骨劲强，故真牙生而长极。四八筋骨隆盛，肌肉满。五八肾气衰，发惰齿槁。六八阳气衰于上，面焦鬓发斑白。七八肝气衰，筋不能动，天癸竭，精少，肾气衰，形体皆极。八八则齿发去。肾者生水，受五脏六腑之精而藏之，故五脏盛乃泻。今五脏皆衰，筋骨懈惰，天癸尽矣。"

洗浴包损，博奕眼劳。

《千金方》曰："新汗解，勿冷水洗浴，损心包。"今按：入风吕浴冷水，殊可有其禁者也。又曰："人年四十已去，常须瞑目，勿顾他视，非有要事，不宜辄开。其读书、博奕等过度患目者，名曰肝劳。若欲治之，非三年闭目不视，不可得瘥。"

知喜胜悲，恐邪容膏。

《太素经》曰："肺在志为忧，忧伤肺，喜胜悲。"注曰："心喜为火，故喜胜忧、悲也。"《医说》曰："晋景公病，求医于秦伯。伯使医缓治之。未至，公梦二竖子相谓曰：'彼良医也，惧伤我焉。'将逃之。其一曰：'我居肓之上，汝居膏之下，若我何？'缓至，谓公曰：'疾不可为也，在肓之上，膏之下，攻之不可，达之不及，药不至焉，不可为也。'公曰：'良医也。'专礼而归之。"

寸尺尚幽，吉凶爰韬。

《八十一难经》曰："尺寸者，脉之大要会也。从关至尺，是尺内阴之所治也；从关至鱼际，是寸口内阳之所治也。故分寸为尺，分尺为寸。故阴得尺内一寸，阳得尺内九分。尺寸始终一寸九分，故曰尺寸也。"又云："独取寸口，以决五脏六腑死生吉凶之法。"

涩伏濡弱，促结代牢。

《脉经》曰："微沉缓涩，迟伏濡弱，谓之八里。八里者，阴也。涩者，在皮毛。轻手乃得，重手不得，按之数浮，如刀削刮竹皮曰涩。伏者，按之至骨乃得。举之全无曰伏。濡者，在皮肉上。按之尽牢。气之有余曰濡。弱者，在皮毛。按之则无，举之似有来去曰弱。又曰：长、短、虚、促、结、代、牢、动、细，谓之九道。促者，在筋肉。按之极数，时止又来，在寸口曰促。结者，在皮。按之小数，中有能还，举之即动，曰结。代者，在筋肉。按之动而不来，须臾而复又动，曰代。若老者与羸瘦人，得之则生，少者得之即死。牢，在皮毛。举之则有，按之即无，曰牢。"

紧与弦迷，滑兼数诮。

《脉经》曰："紧与弦相类，滑与数相类，其形同而难分，故曰迷诮也。"

厌闻琴瑟，何耽绮罗。

《千金方》曰："到病家，纵绮罗满目，勿左右顾盼；丝竹奏耳，无得似有所娱。"

植珊瑚玩，留葫芦过。

《本草》曰："汉积翠池中有珊瑚，高一丈二尺，一本三柯，上有四百六十三条，云是南越王赵佗所献，夜有光影。晋石崇家有珊瑚，高六七尺，今并不闻有此高大者。"《太平御览》曰："徐熙好黄老，隐于秦望山。有道士过，求饮，留一葫芦与之，曰君子孙宜以道术救世，当得二千石。熙开之，乃《扁鹊镜经》一卷，因精心学之，遂名震海内。生子秋夫，殊工其术，仕至射阳令。"

负镜避疫，盖巾蠲疴。

《医说》曰："负镜先生，吴人也，莫知其姓名，负石磨镜。人有疾苦，即出紫丸、赤丸予服，无不瘥。

后大疫，家至户到与药，活数万余人，不取钱去。"
《太平广记》曰："董奉还豫章炉山下居。有一人，少
有疠疾，垂死，载以诣奉，叩头哀之。奉使病人坐一
房中，以五重布巾盖之，使勿动。病者去，初闻一物
来舐身，痛不可忍，无处不匝。量此舌广一尺许，气
息如牛，不知何物也。良久物去。奉乃往除巾，以水
浴之，遣去。告云：不久当愈，且勿当风。十数日，
病者身赤无皮，甚痛，得水浴，痛即止。数日皮生即
愈，身如凝脂也。"

怪石鉴疾，练丹多讹。

《医说》曰："怪石镜在日南国之西南，有石镜方
数百里，光明莹彻，可鉴五脏六腑，亦名仙人镜。国
人若有疾，辄照其形，遂知病起某脏。采药饵之，无
不瘥者。"又曰："从舅吴巡检病，不得前溲，卧则微
通，立则不能涓滴。医遍用通小肠药，穷技巧弗验。
唐与正因其侄孙大用来，问吴常日服何药。曰：叔祖
常服黑锡丹。问：何人结砂？曰：自为之。唐洒然悟，
曰：是必结砂时，铅不死，硫黄飞去，铅砂入膀胱。
卧则偏重犹可溲，立则正塞水道，以故不能通。令取
金液丹三百粒，分为十服，煎瞿麦汤下之。膀胱得硫
黄，积铅成灰，从水道下，犹累累如细砂，病遂愈。
葛之消酒，硫黄之化铅，皆载经方。苟不知病源，而

以古方从事，未见其可也。"

积油焚宝，戴笠衣蓑。

《本草》曰："《博物志》云：积油满百石则生火。武帝太始中，武库火灾，积油所致。" 《抄业》曰："累世之宝，汉高斩蛇剑，王莽头，孔子履等尽焚焉。"《太平广记》曰："大历初，钟陵客崔希真，家于郡西，善鼓琴，工绘事，好修养之术。二年十月初朔夜大雪。希真晨出门，见一老人衣蓑戴笠，避雪门下。崔异之，请入。去蓑笠，见神色毛骨，非常人也，益敬之。问曰：'家有大麦面，聊以充饭，叟能食乎？'老父曰：'大麦受四时气，谷之善者也。能沃以豉汁则弥佳。'崔因命家人具之。间又献松花酒。老父曰：'花涩无味。野人有物，能令其醇美。'乃于怀中取一丸药，色黄而坚。老人以石碎之，置于酒中，则顿甘美矣。仍以数丸遗希真。请问，老父笑而不答。崔入宅于窗窥之，见其老父于帏幄前所画素上如有所图，瞬息而罢。崔少顷馔具，献而受之而食。崔又入其内，出已去矣。此老父是葛洪第三子也。"

铅锡未辨，锃铧所磨。

《新修本草》曰："铅锡莫辨，橙柚不分。"苏敬注曰："丹白二粉，俱炒锡作，今经称'铅丹'。陶隐居曰燖铍，俱误矣。"《太素经》曰："九针，一镵针，二圆针，三鍉针，四锋针，五铍针，六圆利针，七毫针，八长针，九大针也。鍉针主人大其身而圆其末。铍针主五音也，必令末如剑锋，可以取大脓。"

枕峄琥珀，铜铸莫邪。

《本草》曰："琥珀如松脂，千年为茯苓，又千年为琥珀，又千年为瑿。"又曰："琥珀止血生肌。"《汉书》曰："出罽宾国，初如桃胶乃成。时宁州贡琥珀枕，碎以赐军士敷金疮。"《太平广记》曰："梁·陶贞白所著《大清经》，一名《剑经》。凡学道术者，皆须有好剑随身。"又说："干将、莫邪剑，皆以铜铸，非铁也。"

涂剑鸬鹚，软玉虾蟆。

《本草》曰："鸬鹚膏主刀剑令不锈，以膏涂之。水鸟也，如鸠、鸭，脚连尾，不能陆行，常在水中。人至即沉，或击之便起。"又曰："虾蟆肪涂玉，则刻之如蜡，但肪不可多得。取肥者锉煎膏以涂玉，亦软滑易截。古玉器有奇特，非雕琢人功者，多是昆吾刀及虾蟆膏所刻也。"

泰山钟乳，蜀江金牙。

《本草》曰："石钟乳生少室山谷及泰山，生岩穴

阴处，溜山液而成，空中相通。长者六七寸，如鹅翎
管状，碎之如爪甲。"又曰："金牙生蜀郡，如粗金，
大小如棋子而方，在蜀汉江岸石间打出者，内即金色，
岸擢入水，年久者多黑。"

昆池捧函，蒙园煎茶。

《玉函方·序》曰："开元中，余始居终南山。一
日会有一老人来诣余，乞救一族之命。余诘之曰：'尔
何人，而问余求活族之请？复谁人教尔来告余也？'老
人曰：'某本昆明池龙也。今为天旱，有胡僧奏国家，
言能降甘雨。圣上然之，遂允其请。令僧于池侧致坛
作法。其僧实能持幻咒，涸池水。某恐一族见祸，今
特来启告也。'余答曰：'吾能救汝之难。然汝须将池
中所有《玉函方》来，则汝之池水无虑矣。'老人曰：
'某池中他物，悉以奉上先生可也。然其方，是陶真人
所赐，令镇此池中，戒誓甚严，恐违天戒。'余又谓之
曰：'若令余得此方，用教生聚，其功极大，岂以为
惜，勿以违戒为辞。'老人诺许，遂谓之曰：'汝但返，
池水已泛矣。'诘旦，老人果以玉函捧方来献，余得
之，不敢隐匿，乃悉别为上、中、下三卷，呈诸同志，
用救生灵，故叙事引于卷首尔。"《本草》曰："《茶
谱》云：蒙山有五顶，顶有茶园。其中顶曰上清峰，
昔有僧人病冷且久，遇一老父谓曰：蒙之中顶茶，当

以春分之先后多构人力，俟雷之发声，并手采摘，三日而止。若获一两，以本处水煎服，即能祛宿疾，二两当眼前无疾，三两固以换骨，四两即为地仙矣。其僧如说，获一两余，服未尽而病瘥。"

刀飞吴都，朱称越砂。

《太平广记》曰："梁·陶贞白所著《大清经》，一名《剑经》。凡学道术者，皆须有好剑镜随身。贞白隐居吴都山中，常蓄二刀。一名善胜，一名宝胜。往往飞去，人望之如二条青蛇。"《本草》曰："丹砂作末，名真朱，仙经亦用越砂。即出广州、临漳者，此二处并好。唯须光明莹彻为佳。"

挂弓赵宅，击鼓陈家。

《医说》曰："何解元，陈留人也。一日会饮于赵修武宅。酒至数杯，忽见盏底有似一小蛇，咽入口，亦不觉有物。但每思而疑之，日久觉心疼。自思小蛇长大，食其五脏。明年又因旧会赵宅，恰才执杯，又见小蛇。乃放下盏细看时，赵宅屋梁上挂一张弓，却是弓梢影在盏中，因此解疑，其心疾遂无。乃是致疑而成病也。"又曰："陈子直主簿妻有暴疾，每腹胀，则腹中有声如击鼓，远闻于外，行人过门者，皆疑其家作乐。腹胀消，则鼓声亦止。一月一作，经十余医，皆莫能名其疾。"

建一合北，俱二巡南。

《五行大义》曰："天以一，生水于北方。火虽阳物，义从阴配合。阴始故从始立义，故火数二也。"

壬癸水咸，戊己土甘。

《明堂经》曰："肾，其时冬，其味咸，其日壬癸。"又曰："脾脏，其时长夏，其味甘，其日戊己。"

表里诊候，前后详探。

《脉经》曰："浮、芤、滑、实、弦、紧、洪，谓之七表。微、沉、缓、涩、迟、伏、濡、弱，谓之八里。"《八十一难经》曰："诊脉于掌后，约文密排三指。头指半指之前为寸外，阳中之阳；半指之后为寸内，阳中之阴。第二指半指之前为关；上半指后关下阴。第三指半指之前为尺外，阳；半指之后为尺内，阴。"

补泻内讨，权衡外谙。

《八十一难经》曰："虚者补之，实者泄之，不虚不实。"《太素经》曰："权衡脏腑，阴阳二脉也。"

整息午毕，颐志中谭。

道家养身服气法：平旦端坐，漱口一百二十过，使口清唾如白玉之色。举舌而上，鼻中纳取清气，口中吐出浊气，如是一百二十过即停。向王时作法，从卯至午，名曰王时服气之法。

砭从东始，穴对丙涵。

《太素经》曰："东方之域，鱼盐之地，其民食鱼而嗜咸。鱼者使人热中，盐者胜血，故其民皆黑色疏理，故其病皆为痈疡，其治宜砭石。故砭石者，从东方来。"《医说》曰："砭石，以石为针也。"《山海经》曰："高武之山，有石如玉，可以为针，则砭石也。"《本草》曰："嘉鱼食之，令人肥健悦怿，此乳穴中小鱼。"又曰："《吴都赋》曰：'嘉鱼出于丙穴。'李善注曰：'丙日出穴。'今则不然。丙者，向阳穴也。"阳穴多生此鱼，何能择丙日耶？此注误矣。《抱朴子》曰："鹤知夜半，燕知戊己，岂鱼不知丙日也。"

首圆应上，肉暖司央。

《太素经》曰："天圆地方，人头圆足方以应之。"《病源论》曰："脾主土，土暖如人肉。"

缀乾纽圣，正坤维良。

《新修本草·序》曰："我大唐之王天下也，承秦汉浇漓之后，周隋涂炭之际，缀乾纽于已坠，正坤维于将覆。"

辰巳繁荣，戌亥收藏。

《新修本草》曰："上药一百二十种为君，以应天，当谓寅卯辰巳之月，法万物生荣时也。下药一百二十五种为佐使，以应地，当谓戌亥子丑之月，法万物枯藏时也。今按：三月辰，四月巳，万物荣，故言繁荣也。八月戌，九月亥，万物渐枯藏，故戌亥月谓之收藏也。"

坎玄主冀，兑昊当梁。

《太素经》曰："天有九州，人有九窍。"《素问》注曰："九州谓冀、兖、青、徐、扬、荆、豫、梁、雍也。"《五行大义》曰："北玄天数一对，坎宫冀州。西昊天数四对，兑宫梁州。"

顺得舌标，闲悟毫芒。

《太素经》曰："病有标本，刺有逆顺。"注曰："本者，根本也。标者，枝末也。十二经脉，悉有标本。其本皆在手足四肢，其标皆在头、背、舌、腋下。此标、本二处，摄病在中。此病阴阳前后，以在标本，故问刺之逆顺之法者也。"《千金翼方》曰："夫医道之为言，实唯意也。固以神存心手之际，意折毫芒之里。其情之所得，口不能言。"

庚辛西白，甲乙震苍。

《明堂经》曰："肺脏，其色白，其时秋，其日庚辛。"又曰："肝脏，其色青，其时春，其日甲乙。"

见顶万福，腾轨彭铿。

《太平广记》曰："柳芳为郎中，子登疾，时名医张万福初除四州，与芳故旧，芳贺之，具言子病，唯恃故人一顾也。张诘旦候芳，芳遽引视登。遥见顶曰：'有此顶骨，何忧也?'因诊脉五六息。复曰：'不错，寿且逾八十。'乃留方数十字。谓登曰：'不服此亦得。'后登为庶子，年至九十。"《新修本草》曰："岐、和、彭、缓，腾绝轨于前。"今按：岐伯、医和、彭祖、医缓也。铿，彭祖名也。

汉武消渴，法程瞽盲。

《泊宅编》曰："汉武帝病消渴，长沙太守张仲景处八味丸进，方合饵之愈。"《医说》曰："温州医僧法程，字无枉，少瞀，百端治之不愈，但昼夜诵观世音菩萨名号，如是十五年。梦中闻菩萨呼之使前，若有物絷其足，不可动。菩萨叹曰：'汝前世为灸师，误灸损人眼，今生当受此报，难以免。但吾怜汝诚心，当使汝衣食丰足。'遂探怀中掬宝珠满手与之。既寤，医道大行，衣钵甚富，至七十余犹在。"

元忠骠骑，之才蛤精。

《北齐书》曰："李元忠，骠骑大将军，兼中书令。晋阳县伯赵郡台仁人也，初以母老多患，遂通集方术，志性仁恕，疾病疗之，无问贵贱。"《太平广记》曰："北齐右仆射徐之才，善医术。时有人患脚跟肿痛，诸医莫能识之。窥之曰：'蛤精疾也，得之当由乘船入海，垂脚水中。'疾者曰：'实曾如此。'为割之，得蛤子二个，如榆荚。"

谢瞻枇杷，葛亮芜菁。

《本草》曰："谢瞻《枇杷赋》云：'禀金秋之青条，抱东阳之和气，肇寒葩之结霜，成炎果乎纤露。'是也。"又曰："《嘉话录》云：'诸葛所止，令兵士独种蔓菁者，取其才出甲可生啖，一也；叶舒可煮食，二也；久居则随以滋长，三也；弃不令惜，四也；回则易寻而采之，五也；冬有根可劚①食，六也。三蜀江陵之人，今呼为诸葛菜是也。'"

究习甄弟，皆善謇兄。

《医说》曰："立言，甄权之弟也。俱以母病专心习医道，遂尽其妙。御史大夫杜淹患风毒发肿，太宗令立言治之。既而奏曰：'更二十一日午时死。'果如其言。"《本草》曰："《唐书》云：'甄立言究习方书。'"《医说》曰："徐謇，字成伯，丹阳人也，与兄文伯皆善医。謇性秘忌，承奉不得意，虽贵如王公，不为措疗。魏孝文迁洛，除中散大夫。文伯事南齐，位至太山兰陵太守。"

晋怀奔迸，秦政燔坑。

《新修本草》曰："晋怀奔迸，文籍焚靡，千不遗一。"又曰："秦政煨燔，此经不预。"

刘凭饵鳜，陶景画牛。

《本草》曰："鳜，音桂，大口细鳞斑彩，主腹内恶血，益气力。昔仙人刘凭常食石桂鱼。今此鱼犹有桂名，恐是此也。"《太平广记》曰："陶先生画二牛，

---

① 劚 [zhú]：掘；挖。

一散放于水间，一著金笼。二人执绳以杖驱之。帝笑曰："此人无所不作。'"

子豹熨胁，鸣鹤刺头。

《医说》曰："子豹者，秦越人弟子。虢太子死，扁鹊乃使弟子子阳厉针砭石，以取三阳五会。有间，太子苏。扁鹊乃使子豹为五分之熨，以八减之剂和煮之，以熨两胁下。太子遂能起坐焉。"又曰："秦鸣鹤，为侍医。高宗苦风眩头重，目不能视。武后亦幸灾异，逞其志。至是疾甚，召鸣鹤、张文仲诊之。鸣鹤曰：'风毒上攻，若刺头出少血，即愈矣。'天后自帘中怒曰：'此可斩也。天子头上，岂是试出血处耶？'上曰：'医之议病，理不加罪，且吾头重闷，殆不能忍，出血未必不佳。'命刺之。鸣鹤刺百会及脑户出血。上曰：'吾眼明矣。'言未毕，后自帘中顶礼拜谢之曰：'此天赐我师也。'躬负缯宝以遗鸣鹤。"

艾晟证类，苏恭新修。

大观二年，通仁郎艾晟撰《证类本草》，行世一卷，所载药千六百七十六种也。唐显庆二年，右监门府长史骑都尉苏恭与许孝崇等二十二人撰《新修本草》，谓之《唐本草》，所载药八百五十种也。

顾欢禳厌，彦伯竞酬。

《医说》曰："顾欢，字玄平，吴郡人也，隐于会稽山阴白石村。欢率信仁爱，素有道风。或以禳厌而多所全护。有病邪者，以问欢。欢曰：'君家有书乎？'曰：'唯有《孝经》。可取置病人枕边，恭敬之，当自瘥。'如言果愈。问其故，曰：'善禳恶，正胜邪。'"又曰："荆州人道士王彦伯，天性善医，尤别脉，断人生死寿夭，百不瘥一。自言医道将行，列三四灶煮药于庭。老幼塞门而请，彦伯指曰：'热者饮此，寒者饮此，风者、气者饮此。'各饮而去。翌日各负钱帛来酬，无不效者。"

范汪燃薪，鲁班刻舟。

《医说》曰："范汪子玄平，少孤，年六岁，过江依外家新野庚氏。宾于园中，布衣蔬食，燃薪写书毕，读诵亦遍，遂博通百家之言。性仁爱，善医术，尝以拯恤为事。凡有疾病，不以贵贱皆治之，所活十愈八九。"《证类本草》曰："《述异记》云：'木兰川在浔锡，江中多木兰。'又，七里洲中有鲁班刻木兰舟，至今在洲中。今诗家云木兰舟，出于此。"

涪翁摩踵，休祖卜瘤。

《后汉书》曰："涪翁者，不知姓名，钓于涪水，因号涪翁。精于医术，所治病不限贵贱，皆摩踵救之，而不求其报，甚为当代所重。"《医说》曰："柳休祖者，善卜筮。其妻病鼠瘤，积年不瘥。垂命，休祖遂卜，得颐之复。按卦合得姓石人治之，当获鼠而愈也。既而乡里有奴姓石，能治此病。遂名头上三处觉佳，俄有一鼠近前而伏，呼犬咋之。视鼠头有三灸处，妻遂瘥。"

照邻梨树，董奉杏林。

《太平广记·孙思邈传》曰："上元元年，辞疾请归，特赐良马及鄱阳公主邑司以居焉。当时知名之士宋令文、孟诜、卢照邻等，执师资之礼以事焉。思邈尝后九成宫，照邻留在其宅。时庭前有病梨树，照邻为之赋，其序曰：'癸酉之岁，余卧疾长安光德坊之官舍。'父老云：'是鄱阳公主邑司。'"《医说》曰："董奉，字君异，为人治病。病愈，令种杏五株，轻者一株。数年之间，杏有十万。杏熟，以谷一器易一器杏。以所得谷，赈救贫乏。奉在人间近二百年，颜貌若三十许人。一旦举手指天，竦身入云。"

卢扁邯郸，轩辕琼琳。

《八十一难经》曰："扁鹊又家于卢国，因命之曰卢医。世或以卢、扁为二人者，斯实谬矣。"《史记》

曰："扁鹊名闻天下，过邯郸，闻贵妇人，则为带下医。过雒阳，闻周人爱老人，即为耳目痹医。来入咸阳，闻秦人爱小儿，即为小儿医。随俗为变也。"《医说》曰："轩辕氏陟王屋山玉阙之下，清斋三日，乃登于玉阙之上，入琼琳台，于金杌①机之上，得玄女九鼎神丹，飞香炉火之道。"

浮奴还壮，邑妻恣淫。

《录验方》益多散方曰："华浮合药，未及服没，浮有奴字益多，年七十五，病腰承发白，横行偃偻。妾怜之，以药与益多。服二十日，腰伸，白发更黑，颜色滑泽，状若三十时。"《医说》曰："仪州华亭人聂从志，良医也。邑丞妻李氏病垂死，治之得生。李氏美而淫，慕聂之貌。他日丞往旁郡，李伪称疾，使邀之。伺其至，语之曰：'我几入鬼录，赖君复生。顾世间物，无足以报德，愿以此身供枕席之奉。'聂惊惧趋而出。迨夜，李复盛饰而就之，聂绝袖脱去乃止，亦未尝与人言。后岁余，仪州推宫黄靖国病，阴吏逮入冥证事。且还，行至河边，见狱吏捽一妇人，剖其腹，濯其肠而涤之。傍有僧语曰：'此乃子同官某之妻也。欲与医者聂生通，聂不许，可谓善士。其人寿止

---

① 杌（wù）：原作"机"，据《医说》改。

六十，以此阴德，遂延一纪，仍世世赐予孙一人官。妇人减算如聂所增之数，所以荡涤肠胃者，除其淫也。'靖国素与聂善。既苏，密往访之。聂惊曰：'方私语时，无一人闻者。而奔来之夕，吾独处室中。此唯妇人与吾尔，君安所得闻？'靖国具以告。聂死后，一子登科。其孙图南，绍兴中为汉中雒县丞。属仙井喻迪孺汝，砺作隐德诗数百言，以发潜德，此不复载。"

扈齐裂易，宋冯伴歆。

《列子》曰："鲁公扈、赵婴齐二人同见扁鹊。扁鹊云：'公扈志强而气弱，故足于谋寡断。婴齐志弱气强，故少于虑，伤于专。若换汝心，则言均。'遂使二人饮毒酒，迷死三日，剖胸掘心易置之，投以神药，即悟如初。二人辞归。公扈反婴齐室，其妻子不知之。婴齐反公扈室，其妻子亦不识之。二室相讼，求辨于扁鹊，扁鹊辨其由。"《史记》曰："宋邑者，临淄人也，率性爱人，志尚医术，就齐太仓公长淳于意学五诊脉。冯信者，齐临淄人也，性好医方。临淄王犹以其识见未深，更令就淳于意学方。意教以按法、逆顺论药法、定五味及和剂汤法，信受之，擅名于汉。"

兴嗣故事，愚昧暗寻。

《梁典》曰："梁武帝集一千字教诸王，吕周兴嗣曰：卿有才思，可次韵。兴嗣一日编缀奉上，鬓发悉白。"

管窥次韵，绵联作吟。

起于平声东韵，至于慢韵。每韵六字至二十一韵矣。

图书在版编目（CIP）数据

医事启源；医家千字文／刘星主编. —太原：山西科学技术出版社，2023.4

ISBN 978 – 7 – 5377 – 6231 – 1

Ⅰ. ①医… Ⅱ. ①刘… Ⅲ. ①医论 Ⅳ. ①R2 – 53

中国版本图书馆 CIP 数据核字（2022）第 215794 号

医事启源　医家千字文

出 版 人	阎文凯	
主　　编	刘　星	
著　　者	今邨亮祗卿　惟宗时俊	
责 任 编 辑	张延河	
封 面 设 计	吕雁军	

出 版 发 行　山西出版传媒集团·山西科学技术出版社
　　　　　　　地址　太原市建设南路 21 号　邮编　030012
编辑部电话　0351 – 4922135
发 行 电 话　0351 – 4922121
经　　销　各地新华书店
印　　刷　山西人民印刷有限责任公司

开　　本　890mm×1240mm　　1/32
印　　张　3.25
字　　数　61 千字
版　　次　2023 年 4 月第 1 版
印　　次　2023 年 4 月山西第 1 次印刷

书　　号　ISBN 978 – 7 – 5377 – 6231 – 1
定　　价　28.00 元